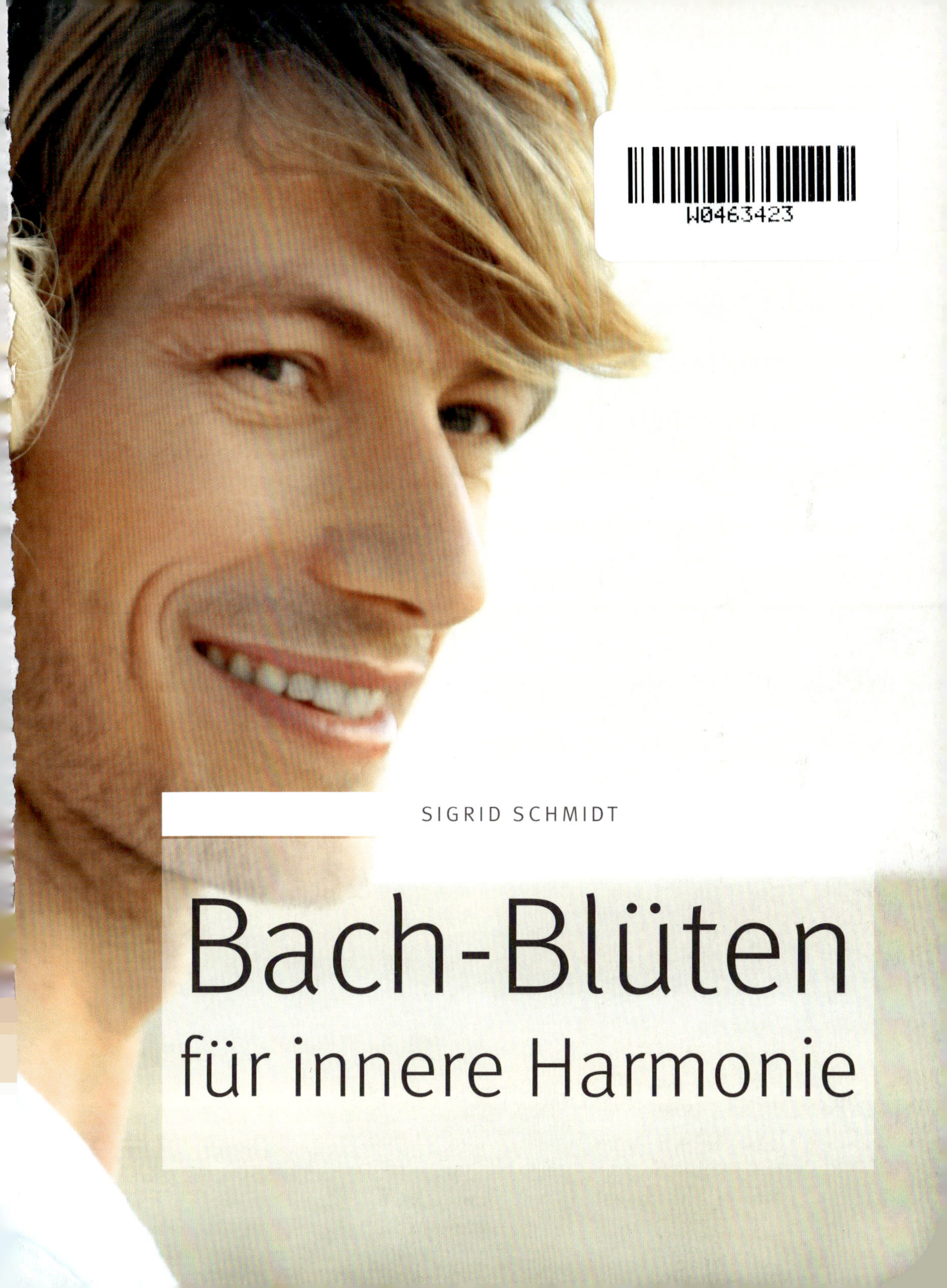

SIGRID SCHMIDT

Bach-Blüten
für innere Harmonie

THEORIE

PRAXIS

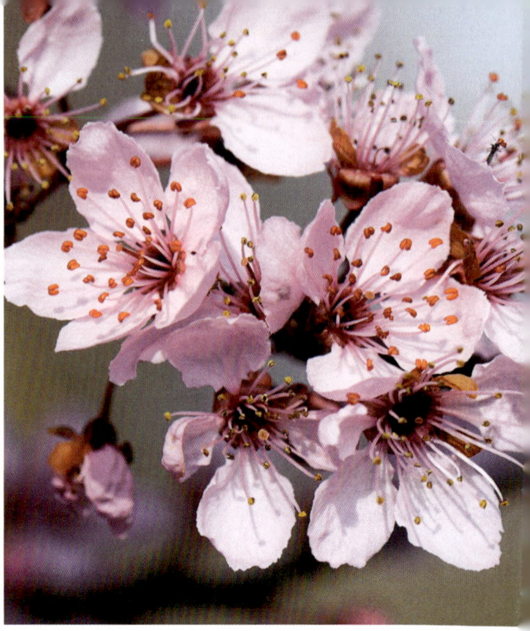

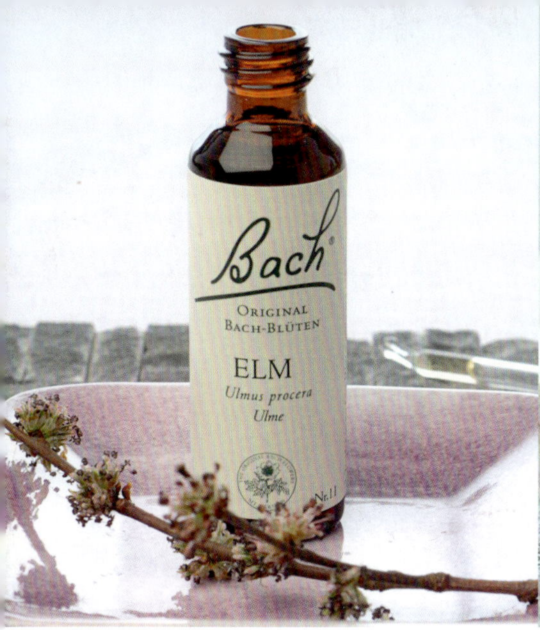
Bach
Original
Bach-Blüten
ELM
Ulmus procera
Ulme
Nr. 11

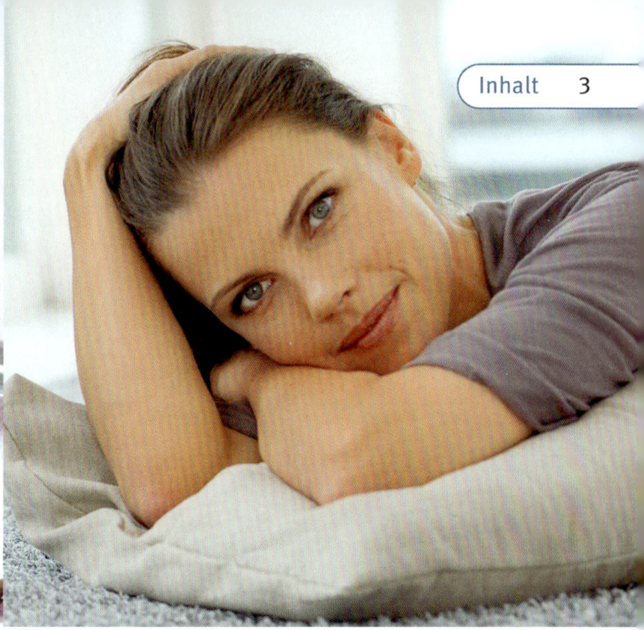

DIE AUTORIN

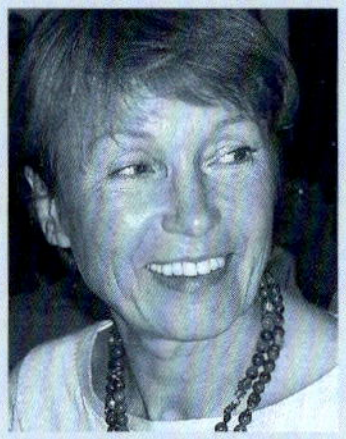

Sigrid Schmidt studierte Physik an der TU Berlin (Dipl.-Ing.). Nach zehn Jahren Berufstätigkeit in der Datenverarbeitung absolvierte sie eine Ausbildung zur Heilpraktikerin an der Joseph-Angerer-Schule in München. Sie betrieb 30 Jahre lang eine eigene Praxis in München mit den Schwerpunkten Klassische Homöopathie, Gesprächstherapie und Bach-Blüten-Therapie. Zu ihren Patienten gehörten auch viele Kinder. Frau Schmidt arbeitet seit vielen Jahren als Dozentin an der Volkshochschule Pullach.
Für den GRÄFE UND UNZER VERLAG hat sie auch die Ratgeber »Bach-Blüten für Kinder« und »Kompass Bach-Blüten« geschrieben.

EIN WORT ZUVOR

Mit diesem Ratgeber möchte ich Sie anregen und anleiten, sich selbst mit Bach-Blüten zu behandeln. Die Bach-Blüten haben ihren Namen vom englischen Arzt Dr. Edward Bach, der diese Therapie um 1930 entwickelte. Nach einer Zeit als »traditioneller« Arzt änderte sich, als Folge einer Krebserkrankung, sein Verständnis von Krankheit und Gesundheit. Bach erkannte, dass eine tiefe seelische Disharmonie, die sich in all unseren täglichen Missstimmungen ausdrückt, die eigentliche Ursache der meisten Erkrankungen ist. Um diese seelische Disharmonie behandeln und somit Erkrankungen auch vorbeugen zu können, suchte Bach nach natürlichen Heilmitteln. Mit großer Intuition fand er sie in 37 Blüten und reinem Quellwasser, aus denen er Essenzen herstellte. Sie wirken harmonisierend auf die Seele und sind deshalb ein Mittel der Wahl in unserer von Hektik, von inneren und äußeren Zwängen geprägten Zeit. Sie helfen uns, schwierige Alltagssituationen besser zu bewältigen, unterstützen uns bei unserer persönlichen Weiterentwicklung und vermitteln uns Ausgeglichenheit, wenn wir krank sind.
Seit Jahren behandle ich mit Bach-Blüten und beobachte immer wieder mit Freude ihre erstaunlichen Wirkungen an meinen Patienten, insbesondere auch bei Kindern. Diese Erfahrungen waren der Anlass, einen Ratgeber zur Selbstbehandlung mit Bach-Blüten zu schreiben. Bitte beschäftigen Sie sich in Ruhe mit den Erläuterungen zur Therapie und den Kapiteln »Wegweiser zur passenden Blüte« sowie dem »Symptomverzeichnis«. Lassen Sie sich Zeit beim Studium der Blütenbeschreibungen und der Auswahl »Ihrer« Blüte(n). Auch Sie werden zu den Bach-Blüten Vertrauen gewinnen und ihre erstaunliche Wirkung an sich selbst erfahren können. Dazu wünsche ich Ihnen gutes Gelingen.

Sigrid Schmidt

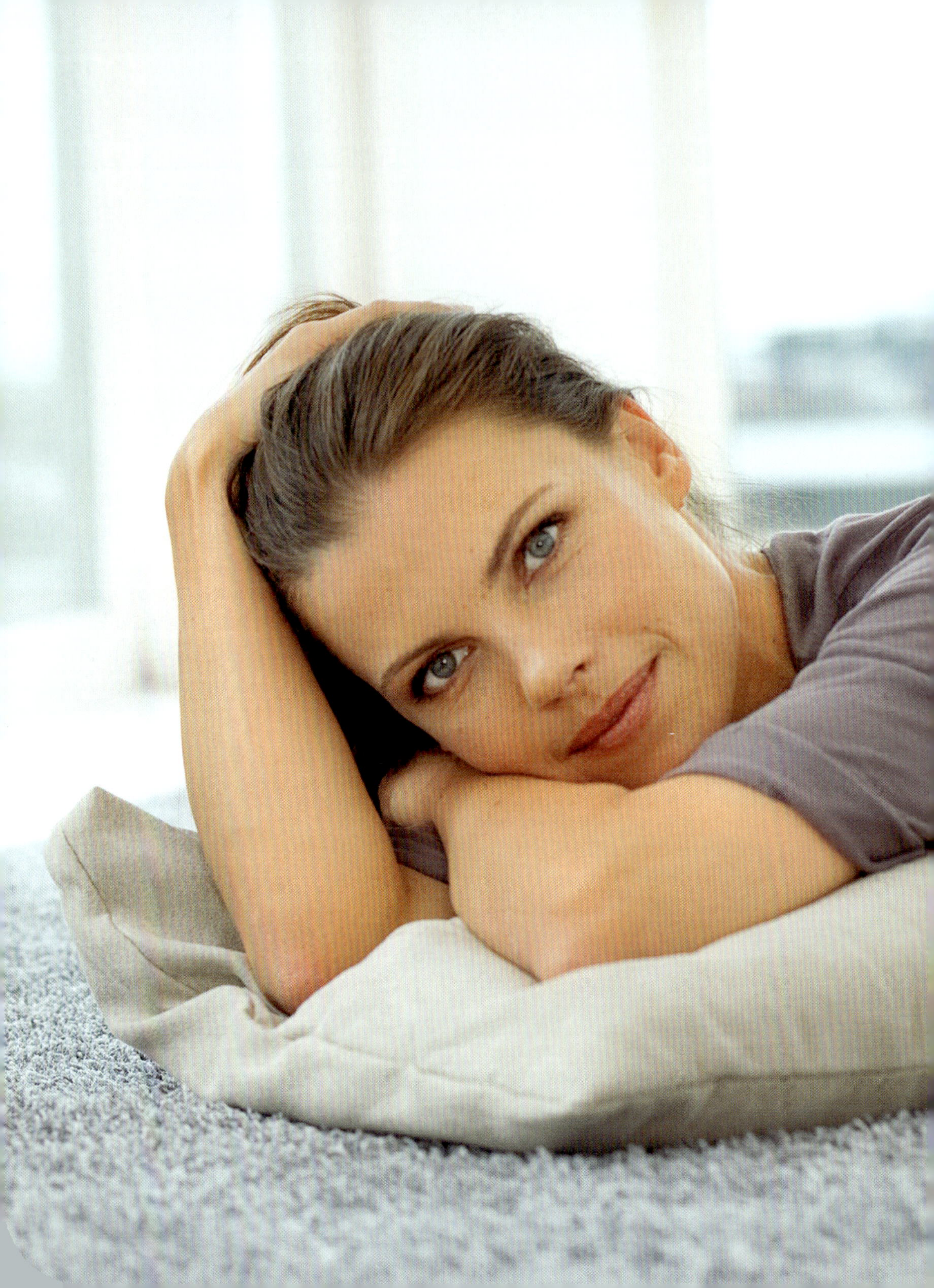

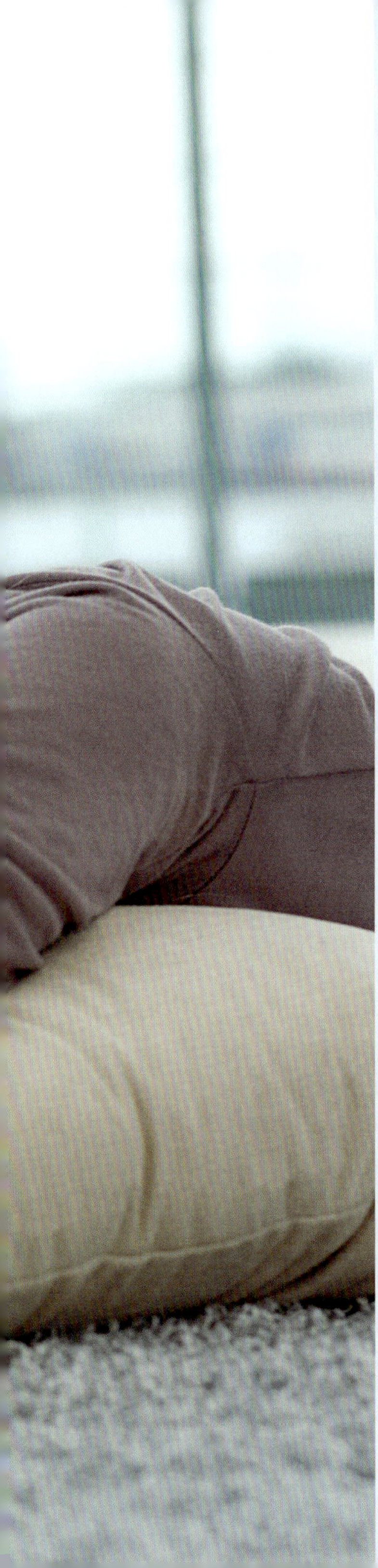

SICH BESSER FÜHLEN MIT BACH-BLÜTEN

Eine Selbstbehandlung mit Bach-Blüten ist für alle interessierten Menschen möglich, denn es sind keine heilkundlichen Kenntnisse dazu erforderlich und man kann auch nichts falsch machen.

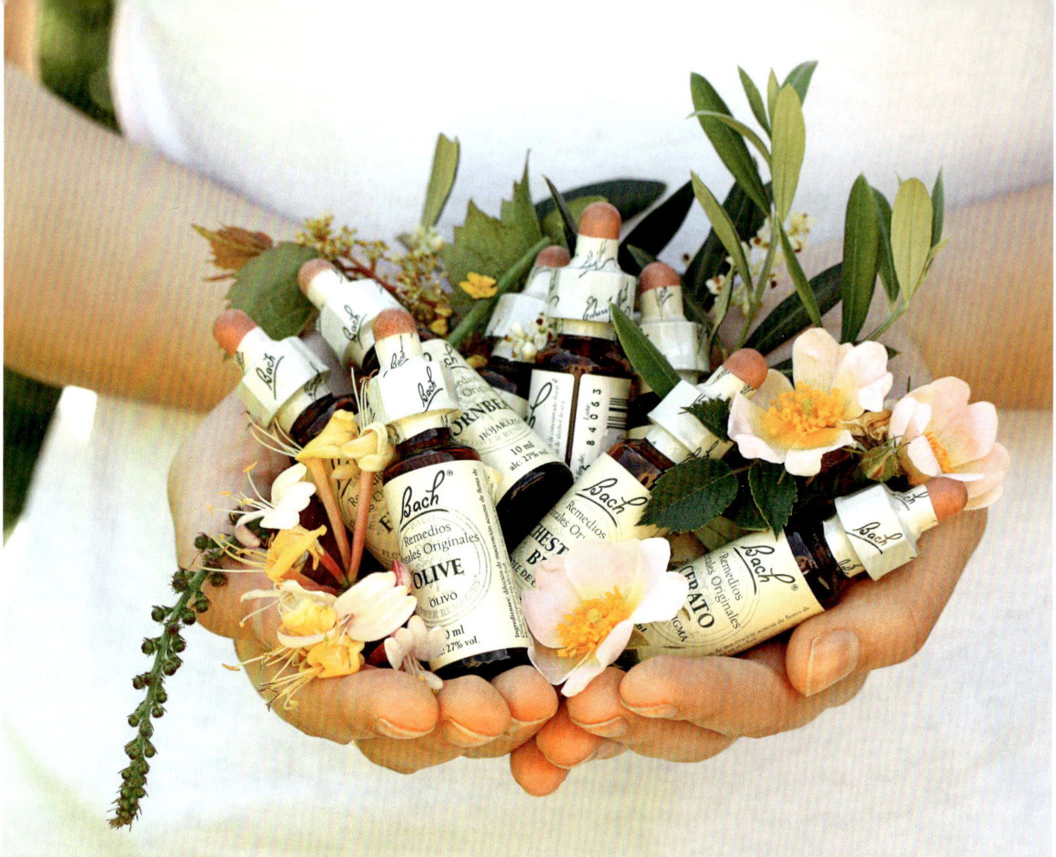

Die Bach-Blüten-Therapie

Die Blütentherapie von Dr. Edward Bach ist eine natürliche und sanfte Behandlungsmethode, mit der Sie negative Gefühle und Gemütsverstimmungen behandeln und damit oft auch körperlichen und seelischen Erkrankungen vorbeugen können. Darüber hinaus leistet die Blütentherapie wertvolle Hilfe zur persönlichen Weiterentwicklung. Die dabei verwendeten Blütenessenzen stammen aus Blüten von wild wachsenden Bäumen und Sträuchern und werden in England nach einem von Dr. Bach entwickelten

Verfahren hergestellt. Sie sind frei von Nebenwirkungen. Bei schweren seelischen Störungen sowie körperlichen Erkrankungen, wenn diese bereits organische Schäden zur Folge haben, können Sie die Bach-Blüten-Therapie unterstützend zu anderen Behandlungsmethoden einsetzen.

Bachs Bild vom Menschen

Die folgenden Ausführungen über Bachs Bild vom Menschen sowie seine Auffassungen vom Wesen der Krankheit sind kurz gehalten und stark vereinfacht. Wenn Sie sich umfassend mit den Gedanken Bachs und den philosophischen Hintergründen seiner Blütentherapie vertraut machen wollen, empfehle ich Ihnen, seine Schriften zu lesen (siehe Seite 122).

Bachs Vorstellung vom Menschen ist von einer tiefen Religiosität geprägt. Für ihn ist der Mensch ein Wesen mit einer unsterblichen Seele und einer irdischen Persönlichkeit. Die unsterbliche Seele bezeichnet Bach als »höheres Selbst«, das in Verbindung mit dem Kosmos steht. Dieses höhere Selbst kennt den »Lebensplan« eines Menschen, in dem quasi festgelegt ist, welchen Weg wir zu gehen haben, um uns im Laufe unseres Lebens zu einem vollkommenen Wesen zu entwickeln. Allen Menschen sind gewisse Stärken und Schwächen als Anlage in die Wiege gelegt. Unser Ziel sollte es sein, unsere Stärken, wie zum Beispiel Zuversicht, Vertrauen und Liebesfähigkeit, zu entwickeln und unsere Schwächen, wie Intoleranz, Ungeduld und Hochmut, zu überwinden. Dann haben wir die Fähigkeit, auch bei äußeren Widerständen unseren im Lebensplan vorgesehenen Weg zu gehen. Als Folge spüren wir nach Bachs Auffassung innere Harmonie, Freude und Glück und können so eine tiefe Weisheit entwickeln. Das ist die Voraussetzung dafür, dass wir mit anderen Menschen liebevoll und tolerant umgehen können, ohne die eigenen Bedürfnisse zu vernachlässigen. Kenntnis von seinem Lebensplan erhält nach Bachs Überzeugung jeder Mensch durch seine innere Stimme, die man auch Intuition nennt. Sie kann uns »beraten« und sagen, was gut oder schlecht für uns ist beziehungsweise wie wir uns entscheiden sollen, um auf unserem Weg zu bleiben.

GU-ERFOLGSTIPP

BAUCHGEFÜHL

Unsere innere Stimme oder Intuition entspricht dem sogenannten Bauchgefühl. Die Erfahrung zeigt, dass unser Bauchgefühl dabei hilft, schwierige Entscheidungen zu treffen. Setzen Sie sich dazu hin, schließen Sie die Augen und denken Sie an die verschiedenen Alternativen. Die Möglichkeit, bei der Sie sich spontan am besten fühlen, sollten Sie wählen.

Bachs Therapieansatz

Jede Abweichung vom Lebensplan, sei es durch Ignorieren der inneren Stimme oder durch äußeren Druck, führt zu Konflikten zwischen dem »höheren Selbst« und der »irdischen Persönlichkeit«. Die Folgen sind Disharmonien zwischen beiden, die zu Veränderungen im psychischen Bereich des Menschen führen. Dadurch entstehen nach Bach die negativen Gemütsverstimmungen wie Ängste, Unsicherheit und Aggressivität, aber auch Trauer und Verzweiflung. Diese negativen Gemütszustände waren für ihn die eigentlichen Ursachen von körperlichen Erkrankungen. So führen zum Beispiel ständige Angstgefühle zu inneren Verspannungen und Verkrampfungen und stören damit die Durchblutung sowie den normalen Ablauf der Organfunktionen. Daraus können dann eines Tages Magengeschwüre oder andere Verdauungsbeschwerden entstehen.

Diese Auffassung sowie seine Beobachtungen an Patienten führten Bach zur Abkehr von der damals praktizierten Medizin, die nach seiner Überzeugung das wahre Wesen der Krankheit nicht erkannte und sich deshalb auf die Behandlung von körperlichen Beschwerden konzentrierte. Dabei wurden nur die Symptome, nicht aber die Ursachen einer Krankheit behandelt. Heute ist der Zusammenhang zwischen psychischem Befinden und körperlichen Erkrankungen wissenschaftlich bestätigt und dient als Grundlage in der psychosomatischen Medizin. Studien haben gezeigt, dass bei Menschen, denen es gut geht und die fröhlich sind, das Immunsystem besser funktioniert als bei ängstlichen und depressiven Menschen. Sie haben selbst vielleicht auch schon beobachten können, dass Sie in Stresssituationen leichter krank werden als in Phasen, in denen Sie glücklich und zufrieden sind.

Die von Bach entwickelte Therapie hat ihre besondere Bedeutung darin, dass sie uns nicht nur in seelischen Notsituationen hilft, sondern auch unsere persönliche Weiterentwicklung unterstützt – durch Arbeit an unseren Charaktereigenschaften. Damit können wir Vorsorge treffen gegen körperliche Erkrankungen. Aber auch wenn ein Mensch schon an akuten oder chronischen körperlichen Erkrankungen leidet, kann die Bach-Blüten-Therapie unter-

GU-ERFOLGSTIPP

IMMUNSYSTEM STÄRKEN

Ängste, Kummer oder Überforderungsgefühle schwächen unser Immunsystem. Bach-Blüten helfen, diese negativen Gemütszustände zu lindern und verbessern so unsere Abwehrkräfte. Zusätzlich sollten Sie zu Beginn einer Erkältung Ihr Immunsystem mit Vitamin C stärken sowie mit pflanzlichen Präparaten, die Echinacin oder Eleutherococcus enthalten.

stützend eingreifen. Wenn es nämlich dem Patienten gelingt, durch Überwindung seiner negativen Gemütszustände seine psychische Situation zu verbessern, dann wird der Erkrankung quasi die »Nahrung« entzogen. Es gibt Fälle, in denen als Folge der seelischen Gesundung des Menschen seine körperlichen Symptome völlig ausheilen – vorausgesetzt, es handelt sich nur um funktionelle Störungen ohne Veränderungen in den Organen oder Geweben, wie beispielsweise bei Krebs, Arthrose oder Leberzirrhose. In diesen Fällen kann sich durch die Bach-Blüten jedoch die eigene Einstellung zur Krankheit positiv verändern.

Hilfe durch Blütenessenzen

Bachs Anliegen war es, natürliche Heilmittel zu finden, mit deren Hilfe jeder Mensch sein Gemüt behandeln kann. Entsprechend seiner religiösen Auffassung war er überzeugt, dass es für jedes menschliche Leid – ob körperlich oder seelisch – in der Natur ein entsprechendes Heilmittel geben musste. Seine Suche war erfolgreich. Er entwickelte bestimmte Verfahren (siehe Seite 12/13), um aus den Blüten, die er entdeckt hatte, Essenzen zu gewinnen, probierte sie an sich selbst und an vielen anderen Menschen aus und fand ihre Wirkung bestätigt.

Die Einnahme der Bach-Blüten-Essenzen kann uns in vielen Situationen helfen, augenblickliche oder über einen längeren Zeitraum auftretende Gemütssymptome zu lindern oder zu beseitigen. Wenn Sie zum Beispiel vor einer Prüfung Angst haben, kann die Einnahme der entsprechenden Blütenessenzen diese Empfindung lindern. Dann entwickeln Sie mehr Mut und Zutrauen in Ihre Fähigkeiten und verhindern so, dass in Ihnen ein Stressprogramm startet, das alle Denkprozesse blockiert. Ohne das Stressprogramm werden Sie Ihre Prüfung erfolgreich bestehen können. Wenn Sie zum Beispiel grundsätzlich ängstlich sind, ob vor einer Prüfung, einem wichtigen Gespräch oder einer Auseinandersetzung mit dem Partner, dann kann die regelmäßige Einnahme der entsprechenden Blütenessenzen Ihnen helfen, Ihre Ängstlichkeit zu überwinden und mutiger zu werden. Sie sollten sich dabei gleichzeitig bewusst mit Ihrer Ängstlichkeit auseinandersetzen.

GU-ERFOLGSTIPP

STRESS ABBAUEN

Stress belastet unser Immunsystem stark. Einen Teil unseres Stresses erzeugen wir jedoch selbst, indem wir zum Beispiel alles allein und besonders gut machen wollen oder keine Ruhepausen einplanen. Deshalb sollten wir üben, Arbeiten zu delegieren, Termine weniger eng zu legen und auch mal mit 80 Prozent Leistung zufrieden zu sein.

Porträt Edward Bach

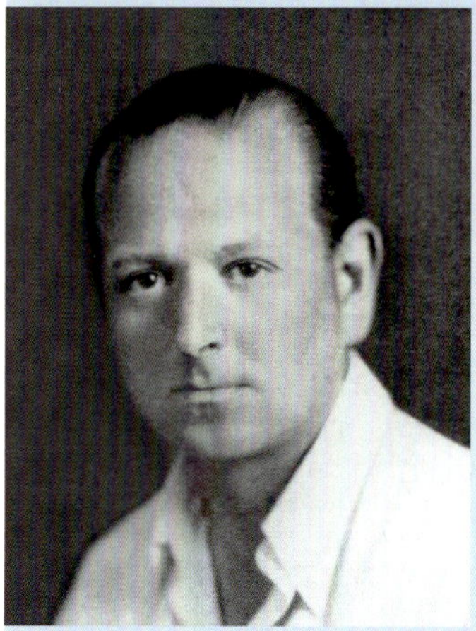

Der englische Arzt Dr. Edward Bach lebte von 1886 bis 1936. Schon während seiner Kindheit fielen seine Intuition und seine enge Verbundenheit mit der Natur auf. Bereits als Junge verbrachte er Stunden damit, die Umgebung zu durchstreifen, um Pflanzen und Tiere zu beobachten. Bald konnte er zum Beispiel einzelne Blumen und Gräser schon im frühesten Stadium ihres Wachstums voneinander unterscheiden. Im Alter von 17 Jahren begann Bach als Lehrling in der Messinggießerei seines Vaters zu arbeiten. Dort wurde er mit der schwierigen Situation der Arbeiter konfrontiert, die aufgrund ihrer schlechten Arbeits- und Lebensbedingungen häufig krank waren, sich aber keine ärztliche Behandlung leisten konnten. Bach erkannte, dass diese Erkrankungen mit dem seelischen Stress zusammenhingen, unter dem die Arbeiter standen. Er reagierte mit großer Betroffenheit und verspürte das Bedürfnis, diesen Menschen zu helfen – auf eine Weise, die eine ärztliche Behandlung überflüssig machen und bereits vor Ausbruch einer Erkrankung wirksam sein sollte. Diese Erfahrung war wohl der Anstoß für seine lebenslange Suche nach Heilmitteln, mit denen sich Menschen selbst helfen können. Bach begann 1906 Medizin zu studieren. Nach dem erfolgreichen Abschluss widmete er sich der medizinischen Forschung. Dabei entdeckte er den Zusammenhang zwischen chronischen Krankheitserscheinungen und bestimmten Bakterienstämmen im menschlichen Darm, aus denen er Impfstoffe herstellte, um damit diese Krankheiten zu heilen. Im Jahr 1917 erlitt Bach einen gesundheitlichen Zusammenbruch und musste an einem bösartigen Milztumor operiert werden. Die Ärzte gaben ihm noch drei Monate Lebenszeit. Doch nach Ablauf dieser Zeit hatte Bach die Krankheit überwunden und konnte sich wieder seiner Arbeit zuwenden. Dabei geholfen hatte ihm wahrscheinlich der dringende Wunsch, die Forschung an seinen Impfstoffen zum Wohle der Menschen fortzusetzen.

Anregung durch die Homöopathie

Ab 1918 arbeitete Bach in einem Krankenhaus, in dem mit homöopathischen Mitteln behandelt wurde. Er lernte die Lehre Samuel Hahnemanns, des Begründers der Klassischen Homöopathie, kennen. Dadurch angeregt, bereitete er aus seinen Impfstoffen homöopathische Medikamente, die nicht gespritzt, sondern von den Patienten eingenommen wurden. Bei der Behandlung mit diesen Mitteln, den sogenannten Nosoden, orientierte er sich immer mehr an den Stimmungen, Charaktereigenschaften und Gemütszuständen eines Kranken – und immer weniger an den körperlichen Symptomen. Es gelang Bach, seine Medikamente bestimmten Gemütszuständen zuzuordnen und sie hilfreich einzusetzen. Dabei störte es ihn, dass die Medikamente von Bakterien stammten und nicht »reinen«, natürlichen Ursprungs waren. Damit war der Anstoß gegeben für seine Suche nach Pflanzen, die auf die Gemütszustände seiner Patienten einwirken und die bisher verwendeten Medikamente ersetzen konnten. Im Jahr 1929 fand er die ersten drei Blüten in Wales und begann mit ihnen erfolgreich zu behandeln. Ein Jahr später gab er seine ärztliche Praxis in London auf, verbrannte voller Freude alle Unterlagen aus seiner bisherigen Tätigkeit und konzentrierte sich völlig auf seine neue Heilmethode. Er ging nach Wales, um dort in der unberührten Landschaft nach weiteren Pflanzen zu suchen.

Intuition als Basis für die Blütenauswahl

Bei der Auswahl der Blüten ließ er sich von seiner immer feiner werdenden Intuition leiten. Er konnte schließlich durch Berühren oder durch Schmecken herausspüren, welcher Gemütszustand mit einer Blüte positiv zu beeinflussen ist. Dabei entwickelte sich seine Sensibilität so stark weiter, dass er selbst verschiedene negative Gemütszustände durchlebte, für die er dann die passenden Blüten fand. Nach Einnahme dieser Blüten waren die negativen Zustände innerhalb weniger Stunden verschwunden. Ehemalige Arztkollegen erprobten seine neuen Essenzen in ihren Praxen und bestärkten ihn, mit seiner Arbeit fortzufahren. Bach stellte zwei großen Londoner Apotheken kostenlos seine Essenzen zur Verfügung mit der Anweisung, die Mittel preiswert an Patienten abzugeben. Mittellose Patienten behandelte er häufig unentgeltlich. 1936 hatte er die letzten der insgesamt 38 Essenzen entdeckt. Er wusste, dass nun sein Werk vollendet war, da mit diesen Essenzen alle von ihm beobachteten Gemütszustände behandelt werden konnten. Er beschloss deshalb, seine Erkenntnisse und seine Therapie durch Vorträge einer breiten Öffentlichkeit bekannt zu machen. Doch im November desselben Jahres starb er völlig überraschend im Schlaf an Herzversagen. Mit seinem Buch »Heal Thyself« (Heile Dich selbst), in dem er seine Erkenntnisse und philosophischen Betrachtungen über Gesundheit, Krankheit und Heilung aufgezeichnet hat, hinterließ Bach das Fundament zum Verständnis seiner Blütentherapie.

So werden die Blütenessenzen hergestellt

TIPP
Die Herstellung von Bach-Blüten ist nicht geschützt und kann von jedem nachgemacht werden. Um sicher zu sein, dass Sie wirksame Essenzen einnehmen, entscheiden Sie sich beim Kauf am besten für das englische Original.

Die Herstellung der Original Bach-Blütenessenzen in England erfolgt noch heute nach zwei von Bach entwickelten Verfahren: der Sonnenmethode und der Kochmethode.

- Bei der Sonnenmethode werden an einem sonnigen, wolkenlosen Tag Blüten im Stadium ihrer vollsten Entfaltung gepflückt und in eine Glasschüssel mit Quellwasser gelegt. Die Schale bleibt drei bis vier Stunden in der Sonne stehen, möglichst nahe dem Standort der Pflanze. Wenn die Blüten zu welken beginnen, werden sie vorsichtig mit Zweigen der betreffenden Pflanze entfernt. Die zurückbleibende Flüssigkeit wird sofort mit etwa 40-prozentigem Alkohol konserviert, später noch einmal im Verhältnis 1:20 mit Wasser verdünnt und in Vorratsflaschen (stock bottles) abgefüllt.
- Bei den Pflanzen, deren Blüten sich schon früh im Jahr entfalten, reicht die Kraft der Sonneneinstrahlung für die Anwendung der Sonnenmethode nicht aus – zur Herstellung der Essenzen hat Bach deshalb die Kochmethode entwickelt. In einem Emailletopf werden die Blüten zusammen mit Zweigen und Blättchen vorsichtig in Quellwasser geköchelt. Nach etwa 30 Minuten ist der Vorgang beendet. Dann wird die abgekühlte Mischung gefiltert und in der gleichen Weise konserviert und später auch verdünnt wie bei der Sonnenmethode.

Wann setzt man Bach-Blüten ein?

Die Bach-Blüten unterstützen eine sofortige Verbesserung unseres psychischen Befindens sowie eine dauerhafte Veränderung unseres Gemütszustandes. Wir können uns durch Einnahme der Blütenessenzen in bestimmten Situationen augenblicklich wohler fühlen und diese besser bewältigen. Wir können aber auch mithilfe der Bach-Blüten an uns selbst arbeiten und bestimmte, uns fehlende Charaktereigenschaften entwickeln beziehungsweise störende abschwächen. Viele Menschen, die sich mit Bach-Blütenessenzen behandelt haben, können eine dauerhafte positive Veränderung in ihrem Gemüt bestätigen, selbst dann, wenn sie es vorher nicht für möglich gehalten haben.

Die Bach-Blüten haben also ein weites Anwendungsgebiet und sind auch für Allergiker geeignet, denn die Essenzen sind reine Wasser-Alkohol-Gemische und enthalten aufgrund ihrer Herstellung keine Substanzen, die Allergien auslösen können. Sie sind hilfreich:

- bei jeder Form von Notfällen
- bei seelischen Belastungen und körperlichen Beschwerden
- zur Vorbeugung gegen Krankheit
- zur Stärkung der inneren Harmonie durch persönliche Weiterentwicklung

PFLANZLICHE MITTEL?
Bach-Blütenessenzen werden zwar aus Blüten hergestellt, gelten aber trotzdem nicht als pflanzliche Mittel. Sie entstehen im Gegensatz zu diesen nicht durch Trocknen oder Pressen.

Nachweisbarkeit der Wirkung

Die Erfahrung zeigt, dass Bach-Blütenessenzen direkt auf die Psyche von Menschen und Tieren einwirken können. Bis heute lässt sich allerdings nicht erklären, wie die Veränderung eines Gemütszustandes durch Bach-Blüten möglich ist. Auch mithilfe modernster technischer Untersuchungsmethoden sind keine chemischen Wirkstoffe in den Blütenessenzen nachzuweisen.

Wir können deshalb bisher nur vermuten, dass die Bach-Blütenessenzen, ähnlich wie homöopathische Hochpotenzen, auf physikalische Weise wirken, und zwar über Informationen.

Für die Skeptiker unter den Lesern: Die Bach-Blüten wirken, auch wenn wir nicht an ihre Heilkraft glauben. Sogar Säuglinge, Bewusstlose, Tiere und Pflanzen können mit den Bach-Blüten erfolgreich behandelt werden.

SO WENDEN SIE BACH-BLÜTEN AN

Die Blütenessenzen können Sie einzeln oder in Kombination verwenden. Häufig sind mehrere Gemütszustände gleichzeitig zu behandeln. Dann werden die Blütenessenzen in einem sogenannten Einnahmefläschchen gemischt und davon 4-mal täglich 4 Tropfen eingenommen. Die Mischungen können Sie entweder selbst anfertigen (siehe Seite 112) oder in einer Apotheke nach den von Ihnen ausgewählten Blüten zusammenstellen lassen. Ausgangsmaterial sind die aus England importierten Bach-Blüten-Konzentrate.

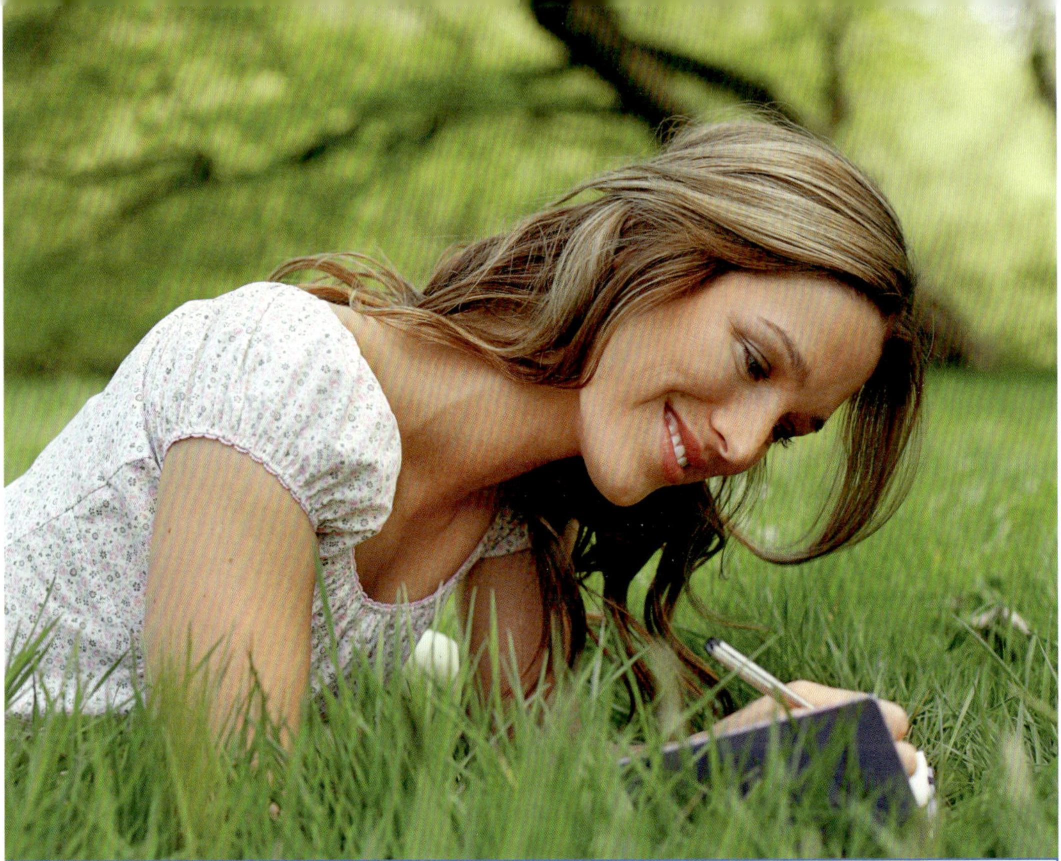

Wegweiser zur passenden Blüte

Entsprechend unserer Individualität und der Situation, in der wir uns befinden, brauchen wir jeweils eine spezielle Blüte oder eine besondere Mischung aus mehreren Blüten. Grundsätzlich können Sie Ihre Blüte(n) finden, indem Sie in aller Ruhe die ausführlichen Beschreibungen aller 38 Blütenessenzen durchlesen und in einer Art Aha-Erlebnis erkennen, welche Blütenessenz Ihnen entspricht. Da diese Entscheidung für uns manchmal schwierig ist, gibt es auch andere Möglichkeiten, die passenden Blüten auszuwählen.

So finden Sie die passenden Blüten

Zunächst können Sie das Symptomverzeichnis (ab Seite 26) aufmerksam durchsehen und prüfen, ob Sie Gemütssymptome finden, die Ihnen entsprechen. Schneller geht es mit der ab Seite 20 beschriebenen Selbstbefragung. Diese wird Sie unterstützen, Ihre negativen Gemütsverstimmungen beziehungsweise Verhaltensmuster zu erkennen und zu beschreiben. Im Symptomverzeichnis finden Sie dann schnell die zugehörigen Blüten.

Die folgenden Abschnitte sind nach Anwendungsmöglichkeiten gegliedert und dienen als Wegweiser:

- Notfallsituationen
- akute seelische Krisen
- körperliche Beschwerden
- lang andauernde seelische oder körperliche Beschwerden
- Vorbeugung gegen Krankheit
- persönliche Weiterentwicklung

So können Sie sich den zu Ihrer Situation oder zu Ihren Bedürfnissen passenden Abschnitt auswählen. In den Fällen, in denen Sie sich trotz dieser Möglichkeiten bei der Blütenauswahl unsicher fühlen, kann Ihnen vielleicht das Kapitel »Bewährte Mischungen für schwierige Situationen« ab Seite 114 weiterhelfen.

TIPP

Im Symptomverzeichnis finden Sie nicht nur Beschreibungen von negativen Gemütszuständen, wie etwa »verbittert«, sondern auch damit möglicherweise verbundene Verhaltensmuster, wie »aggressiv« sein oder »zu viel klagen«.

In Notfällen

In Situationen, in denen Sie sofort Hilfe brauchen, weil Sie einen seelischen oder körperlichen Schock erlitten haben und massiv aus dem seelischen Gleichgewicht geraten sind, brauchen Sie nicht die Selbstbefragung, sondern nehmen bitte die Notfalltropfen. Alles Wissenswerte zum Gebrauch dieser besonderen Mischung finden Sie unter »Notfallapotheke« ab Seite 120.

Bei akuten seelischen Belastungen

Wenn Sie diesen Abschnitt gewählt haben, fühlen Sie sich im Augenblick vermutlich schlecht, und es fällt Ihnen nicht schwer auszudrücken, wie Ihnen zumute ist. Deshalb wird die zur Auswahl der Blüten erforderliche Selbstbefragung ab Seite 20 für Sie kein Problem sein.

TIPP
Bach-Blüten sind nicht das einzige natürliche Heilmittel bei Erkrankungen. Genauso hilfreich können homöopathische Präparate sein oder auch Schüßler-Salze.

Bei akuten körperlichen Beschwerden

Wenn Sie unter akuten körperlichen Symptomen leiden, können Ihnen die Bach-Blüten Erleichterung verschaffen, manchmal sogar Ihren Zustand deutlich verbessern.
Wie Sie bereits gelesen haben, wirken die Bach-Blüten auf die Psyche. Inzwischen wissen wir, dass körperliche Beschwerden häufig eine Folge psychischer Belastungen beziehungsweise negativer Gemütsverstimmungen sind. So können zum Beispiel Magen- oder Darmbeschwerden entstehen, wenn Sie häufig unter Ängsten leiden oder sich ständig ärgern. In solchen Fällen kann eine Behandlung mit Bach-Blüten helfen. Dazu benötigen Sie Blütenessenzen, die Sie dabei unterstützen, Ihre Ängste zu überwinden oder Ihren Ärger abzubauen. Dann können Magen und Darm wieder ungestört arbeiten. Dadurch werden auch Ihre körperlichen Beschwerden weniger oder verschwinden sogar völlig. Das gilt jedoch nur, solange es sich um überwiegend funktionelle Störungen handelt und keine schweren organischen Veränderungen vorliegen.
In gleicher Weise können Sie zum Beispiel auch Kopfschmerzen, Verspannungen, Herzprobleme oder Schlaflosigkeit mit Bach-Blüten behandeln. Dabei sollten Sie jedoch grundsätzlich darauf achten, dass vor Beginn Ihrer Selbsttherapie vom Arzt geklärt werden muss, ob es für Ihre körperlichen Beschwerden eine organische Ursache gibt, die dann sofort schulmedizinisch zu behandeln ist. Nicht jeder Kopfschmerz entsteht durch Stress, mancher auch durch einen Tumor!
Um die für Sie wichtigen Blüten zu finden, lesen Sie bitte den Abschnitt Selbstbefragung ab Seite 20.

Bei chronischen seelischen oder körperlichen Beschwerden

Wenn Sie diesen Abschnitt gewählt haben, dann fühlen Sie sich schon lange schlecht, haben körperliche Symptome oder seelische Beschwerden und brauchen dringend Hilfe. Bei chronischen Erkrankungen mit organischen Veränderungen wie zum Beispiel Rheuma kann eine Behandlung mit Bach-Blüten hilfreich sein.

Denn oftmals leidet man als Folge der Krankheit unter negativen Gemütszuständen wie etwa Hoffnungslosigkeit oder Verbitterung. Durch die Einnahme der entsprechenden Bach-Blütenessenzen können diese Gemütszustände überwunden oder zumindest gelindert werden, sodass es Ihnen insgesamt trotz Ihrer Krankheit besser geht.

Um die zu Ihnen passenden Blütenessenzen finden zu können, sollten Sie zunächst versuchen, möglichst klar zu erkennen, welche negativen Gemütssymptome oder Charakterschwächen zu Ihnen gehören oder Ihnen zu schaffen machen. Das ist oft nicht so einfach, doch die Anleitung zur Selbstbefragung ab Seite 20 kann Sie dabei unterstützen.

Zur Vorbeugung gegen Krankheit

Die Vorstellung von Bach war, dass wir gesund bleiben, wenn wir in innerer Harmonie leben. Er meinte damit einen Zustand, in dem wir uns psychisch gut fühlen und frei sind von negativen Gemütszuständen wie etwa Ängsten, Kummer oder Mutlosigkeit. Bachs Vorstellung wird heute durch wissenschaftliche Untersuchungen bestätigt: Unser Immunsystem kann sich mit unserer Psyche verständigen und reagiert auf unsere Gemütsverfassung. So steigern positive Gedanken und Gefühle unsere Abwehrkräfte, während sie durch negative geschwächt werden. Wenn Sie also etwas für Ihre Gesundheit tun wollen, dann versuchen Sie herauszufinden, wie es Ihrer Psyche geht. Haben Sie häufig negative Gefühle oder Gedanken? Neigen Sie dazu, sich um alles Sorgen zu machen? Fühlen Sie sich häufig total überfordert? Dann sollten Sie mithilfe der passenden Bach-Blüten Ihr inneres Gleichgewicht stärken. Bitte lesen Sie dazu den folgenden Abschnitt zur Selbstbefragung.

GU-ERFOLGSTIPP

GESUND BLEIBEN

Am besten beugen Sie Krankheiten vor, indem Sie nicht nur etwas gegen Ihre negativen Gemütsverstimmungen tun, sondern sich auch gesund ernähren. Dazu gehört, dass Sie versuchen, Ihre Mahlzeiten frisch zuzubereiten und weitgehend auf Fastfood und Fertigprodukte zu verzichten. Denn diese enthalten zu wenig Vitamine und Vitalstoffe, die jedoch wichtige Bausteine für ein funktionierendes Immunsystem sind.

Zur persönlichen Weiterentwicklung

Wenn Sie sich für diesen Abschnitt entschieden haben, gehören Sie wahrscheinlich zu den Menschen, die sich selbst schon recht gut kennen und die ihre Gefühle wahrnehmen und beschreiben können. Zur Weiterentwicklung der Persönlichkeit sollten wir uns über Grundzüge unseres Wesens klar werden, nur dann haben wir eine Chance, bestehende negative Verhaltensmuster und Gemütszustände abzubauen. Eine ehrliche Selbstbefragung kann uns dabei helfen, häufig wiederkehrende negative Gemütssymptome zu erkennen und die dazu passenden Blüten auszuwählen.

Die Selbstbefragung

Zur Selbstbefragung brauchen Sie etwas zum Schreiben und ein bisschen Ruhe. Dann können Sie sich mithilfe der beiden folgenden Sätze Ihre negativen Gemütsverstimmungen oder Verhaltensmuster bewusst machen:

- Ich fühle mich im Augenblick …
- Ich fühle mich oft …

Ergänzen Sie bitte beide Sätze mit beliebig vielen Worten, die die negativen Aspekte Ihres Gemütszustandes beschreiben, beispielsweise ungeduldig, neidisch, verbittert, traurig. Versuchen Sie dabei, so ehrlich wie möglich zu sein. Je deutlicher Sie Ihre Eigenschaften und Gefühle erkennen, desto besser werden die ausgewählten Blütenessenzen zu Ihnen passen.

GU-ERFOLGSTIPP NEIDGEFÜHLE ÜBERWINDEN

Die Selbstbefragung ist eine gute Möglichkeit, etwas über unsere positiven und negativen Eigenschaften zu erfahren. Wenn Sie zum Beispiel erkennen, dass Sie häufig neidisch sind, können Sie diese Haltung überwinden, indem Sie aufhören, sich immer mit anderen zu vergleichen, besonders mit Menschen, denen es scheinbar besser geht. Machen Sie das alte Sprichwort »Mit dem Vergleichen beginnt die Unzufriedenheit« zu Ihrem Leitgedanken. Damit Sie häufiger daran denken, schreiben Sie es auf ein Kärtchen, das Sie in Ihre Geldbörse stecken.

Erkennen Sie Ihren akuten Gemütszustand

Um Ihre akute psychische Verfassung zu erkennen, brauchen Sie nur den ersten Satz zu verwenden. Schreiben Sie bitte:

> Ich fühle mich im Augenblick …

und ergänzen Sie alle negativen Gefühle, die Sie gerade spüren. Zum Beispiel nach einer Trennung könnten die Ergänzungen sein: traurig – verzweifelt – müde – leer – unglücklich – verlassen. Mit dieser Auflistung finden Sie anhand des Symptomverzeichnisses ab Seite 26 die Blüten, die Ihnen helfen können. Wenn Sie bei der Beschäftigung mit Ihren negativen Gefühlen plötzlich weinen müssen, so ist dies ganz normal und sollte Ihnen keine Angst machen. Im Gegenteil, denn mit unseren Tränen können wir unseren Kummer zum Teil abbauen.

Prüfen Sie länger bestehende Gemütsverstimmungen

In allen anderen Fällen ist es sinnvoll, die folgenden beiden Sätze zu verwenden:

> Ich fühle mich im Augenblick …
> Ich fühle mich oft …

Damit haben Sie die Möglichkeit, neben den gerade entstandenen auch schon länger bestehende negative Gemütsverstimmungen zu erkennen, wie sie zum Beispiel bei chronischen Krankheiten auftreten. Auch zum Aufdecken von störenden Charaktereigenschaften im Rahmen einer persönlichen Weiterentwicklung verwenden Sie bitte beide Sätze.

So könnte zum Beispiel auf Ihrem Zettel stehen:

> Ich fühle mich im Augenblick enttäuscht – verbittert – müde – erschöpft.
> Ich fühle mich oft aggressiv – ungeduldig – neidisch – verbittert – verzweifelt – ängstlich.

Diese Auflistung beschreibt dann Ihren augenblicklichen Gemütszustand und gibt gleichzeitig Hinweise auf Grundzüge Ihres Wesens. So kann es vorkommen, dass ein Begriff zweimal erscheint – er ist dann besonders zu beachten. Anhand des Symptomverzeichnisses ab Seite 26 können Sie jetzt die für Sie passenden Blüten auswählen.

TIPP

Da uns manchmal ein negativer Gemütszustand gar nicht bewusst ist, er sich aber in einem entsprechenden Verhalten ausdrückt, können Sie die Frage »Wie fühle ich mich?« auch abändern in »Wie verhalte ich mich?«.

TIPP
Vielleicht fällt Ihnen die Entscheidung für bestimmte Blüten leichter, wenn Sie den am Anfang jeder Blütenbeschreibung (ab Seite 58) stehenden Sinnspruch auf sich wirken lassen und in Ruhe durchdenken.

Was tun bei Unklarheit?

Es kann vorkommen, dass Sie gar keine oder zu viele Blüten finden und deshalb verunsichert sind.

> Sie finden überhaupt keine passende Blüte. Wenn für Sie keine der 38 Blütenessenzen infrage kommt und Sie sich gesund und wohl fühlen, brauchen Sie zurzeit keine Blütenessenzen einzunehmen. Fühlen Sie sich jedoch unglücklich und behandlungsbedürftig, finden aber keine Blütenessenz, dann scheint die Einschätzung Ihrer derzeitigen Situation für Sie sehr schwer zu sein. In diesen Fällen ist es sinnvoll, sich Hilfe zu holen. Eine Möglichkeit ist dabei, den Partner oder gute Freunde um Unterstützung zu bitten. Das kann in Form eines Gesprächs erfolgen oder Sie geben Ihrer hilfsbereiten Person das Bach-Blüten-Buch mit der Bitte, Blüten auszuwählen, die zu Ihnen passen. Manchmal finden Partner oder Freunde dann für sich selbst auch Blüten. Wichtig bei dieser Form der Blütenauswahl ist, dass Sie zu Ihren Helfern Vertrauen haben und aushalten können, wenn diese Sie mit Ihren negativen Verhaltensmustern konfrontieren. Die andere, für Sie vielleicht einfachere Möglichkeit ist, zu einem erfahrenen Therapeuten zu gehen. Vielleicht finden Sie aber auch im Kapitel »Bewährte Mischungen für schwierige Situationen« (ab Seite 114) eine Anregung oder eine für Ihre Situation passende Mischung.

> Sie haben sich für mehr als sieben Blüten entschieden. In der älteren Literatur wurden pro Mischung drei bis sechs Blüten empfohlen. Meine Erfahrung zeigt jedoch, dass heute aufgrund des oft massiv gestörten seelischen Gleichgewichts bei der ersten Mischung bis zu acht Blütenessenzen sinnvoll sind. Wenn Sie jetzt also die Anzahl der Blütenessenzen verringern wollen, dann sollten Sie sich zunächst auf die negativen Gemütssymptome konzentrieren, die Sie im Augenblick wahrnehmen. Dabei kommen Sie in der Regel auf weniger als sechs Blüten. Dann können Sie Ihre Auswahl mit zwei bis drei Blütenessenzen ergänzen, die eher Ihrer chronischen Gemütsverfassung entsprechen – das sind die Zustände, die sich meistens wie ein roter Faden durch unser Leben ziehen. Zur Behandlung von akuten

Gemütssymptomen eignen sich vor allem die Blütenessenzen Elm, Gorse, Holly, Hornbeam, Mimulus, Olive, Rock Rose, Sweet Chestnut, Star of Bethlehem, Walnut und White Chestnut. Diese Blüten können natürlich auch dann eingesetzt werden, wenn die negativen Gemütszustände schon über längere Zeit andauern.

Ergänzungsblüten

Erfahrungsgemäß treten verschiedene negative Gemütssymptome gleichzeitig auf, zum Beispiel

- Prüfungsängste und Minderwertigkeitsgefühle
- Ungeduld und Intoleranz
- Überforderungsgefühle und Erschöpfung
- Verzweiflung und Schuldgefühle

Dabei können diese Gemütssymptome gleichwertig nebeneinanderstehen oder sich gegenseitig bedingen. Anders als in der Klassischen Homöopathie, in der alle beobachteten Gemütssymptome eines Patienten mit einem Mittel behandelt werden, hat Bach dafür verschiedene Blüten ausgewählt. Deshalb ist es sinnvoll, die jeweils zu Ihnen passenden Blütenessenzen zusammen in einer Mischung einzunehmen, weil sie einander in der Wirkung ergänzen. Bach hat selbst auch mit Mischungen gearbeitet, ein Beispiel sind die Original Rescue® Tropfen.

Die Berücksichtigung von sich ergänzenden Blütenessenzen ist dann besonders sinnvoll, wenn Sie nur eine oder zwei Blüten für sich finden können. Haben Sie mehrere Blütenessenzen ausgewählt, dürften die entsprechenden Ergänzungsblüten mit großer Wahrscheinlichkeit ohnehin dabei sein.

Hinweise auf die Ergänzungsblüten finden Sie jeweils am Ende der ausführlichen Blütenbeschreibungen (ab Seite 58). Sie sollen Ihnen als Anregung dienen und erheben keinen Anspruch auf Vollständigkeit. Nehmen Sie sich bitte die Zeit, die Beschreibung der vorgeschlagenen Blüten durchzulesen, um zu prüfen, welche zu Ihnen und Ihrer Situation passt. Es ist jedoch auch möglich, dass keine dieser Blüten für Sie infrage kommt. Dann bleiben Sie bei den ursprünglich von Ihnen ausgesuchten Blüten.

MEHRERE GEMÜTSSYMPTOME

Bach hat seine Blüten immer genau für einen bestimmten Gemütszustand ausgewählt. Da jedoch meistens mehrere Zustände gleichzeitig behandelt werden müssen, werden die verschiedenen Blütenessenzen gemischt.

BEWÄHRTES VERZEICHNIS
Die Idee des Symptomverzeichnisses stammt aus der Homöopathie nach Hahnemann und dient schon seit über 100 Jahren zur Auswahl der passenden homöopathischen Mittel.

Was ist das Symptomverzeichnis?

Das Symptomverzeichnis ist eine Auflistung von meist negativen Gemütssymptomen, Verhaltensweisen und Charaktereigenschaften in alphabetischer Reihenfolge, die keinen Anspruch auf Vollständigkeit erhebt. In der rechten Spalte finden Sie jeweils den Namen der Blüten, die zur Überwindung des jeweiligen Gemütszustandes oder Verhaltensmusters geeignet sind. Mithilfe des Symptomverzeichnisses ist es für Sie möglich, schnell Ihre Blüten zu finden. Denn es trifft eine Vorauswahl, sodass Sie nur die Beschreibungen jener Blüten lesen müssen, die Sie darin gefunden haben. Unabhängig davon ist es sinnvoll, alle Blütenbeschreibungen zu lesen. Dann erfahren Sie vielleicht noch mehr über sich.

So benutzen Sie das Symptomverzeichnis

Wenn Sie mit der Therapie beginnen wollen, sollten Sie sich zunächst einmal mit dem Symptomverzeichnis vertraut machen, indem Sie ein wenig darin lesen. Dabei werden Sie entdecken, dass bei manchen Gemütssymptomen nur ein Blütenname, bei anderen mehrere stehen. Das bedeutet, dass entweder nur eine Blütenessenz zur Überwindung des zugehörigen Gemütssymptoms infrage kommt oder mehrere Essenzen dafür geeignet sind. Manchmal finden Sie nur den Hinweis auf einen anderen Begriff. Zum Beispiel:

> unbeherrscht	Holly
> verunsichert	Cerato, Larch, Scleranthus
> zögerlich	siehe »unsicher«

Manche Gemütssymptome sind bereits untergliedert, sodass die Auswahl für Sie leichter wird.
Zum Beispiel:

> beleidigt, ist leicht beleidigt	
weil man den Dank der anderen vermisst	Chicory
weil man sich zurückgesetzt fühlt	Chicory, Willow
aus verletzter Eitelkeit	Heather

Bei einigen Symptomen steht vor dem Blütennamen der Begriff Basisblüte, das heißt, diese Blüte ist auf jeden Fall zu wählen.

Werden mehrere Blüten vorgeschlagen, empfiehlt es sich, ihre Beschreibungen (ab Seite 58) der Reihe nach durchzulesen. Dann können Sie bestimmt entscheiden, welche Blütenessenz am besten zu Ihnen passt.
Im Allgemeinen stehen nach der Selbstbefragung auf Ihrer Liste mehrere negative Gemütssymptome und/oder Charaktereigenschaften. Ehe Sie sich nun daranmachen, die von Ihnen notierten negativen Aussagen im Symptomverzeichnis zu suchen, überprüfen Sie bitte, ob auf Ihrer Liste eventuell Worte stehen, die Ihren Körper oder Ihr Aussehen beschreiben.
Zum Beispiel:

> Ich fühle mich im Augenblick zu dick – hässlich – unscheinbar.

Diese Aussagen sind zwar auch negativ, aber keine Gemütssymptome und stehen deshalb nicht im Symptomverzeichnis. Sie weisen aber darauf hin, dass Sie mit sich unzufrieden sind. Den Begriff »unzufrieden« finden Sie jedoch im Symptomverzeichnis.

Auswertung der Symptomliste

Suchen Sie nun mithilfe Ihrer Auflistung und des Symptomverzeichnisses Ihre Blüten. Dazu schreiben Sie hinter jedes Wort auf Ihrer Liste die zugehörigen Blütennamen, die Sie im Symptomverzeichnis gefunden haben.
Manchmal wird es vorkommen, dass die von Ihnen benutzte Formulierung nicht im Symptomverzeichnis steht. Dann versuchen Sie, Ihre Formulierung durch eine dem Sinn entsprechende zu ersetzen, die im Symptomverzeichnis enthalten ist.
Alle Blüten, die schließlich auf Ihrer Liste stehen, können grundsätzlich für Sie infrage kommen. Blütenessenzen, die öfter auftauchen, sind wahrscheinlich besonders wichtig für Sie. Doch beachten Sie, dass diese Blüten eine Vorauswahl sind und nicht in jedem Fall verbindlich sein müssen. Deshalb lesen Sie bitte immer die ausführlichen Beschreibungen der so gefundenen Blütenessenzen (ab Seite 58) durch, um herauszufinden, welche davon wirklich zu Ihnen passen. Dabei sollten Sie versuchen, sich auf sechs bis sieben Blütenessenzen zu beschränken – nur bei der ersten Anwendung sind bis zu zehn Blüten sinnvoll.

TIPP

Setzen Sie sich bei der Auswertung Ihrer Symptomliste nicht unter Druck. Wenn Sie das Gefühl bekommen, das viele Aufschreiben nervt Sie, dann lassen Sie es und fangen an, die Blütenbeschreibungen zu lesen. Das entspannt und ist interessant, weil Sie dabei auch Blüten für Ihre Angehörigen entdecken können.

Symptomverzeichnis

Gemütssymptom	Situation/Beschreibung	Name der Blüte
abfinden	> findet sich zu leicht mit allem ab	Gorse
	> kann sich nicht abfinden	Willow
abhängig	> ist abhängig von der Meinung anderer	Centaury, Cerato, Larch, Pine
	> macht andere abhängig durch Fürsorge	Chicory
ablehnen	> kann keine Bitte ablehnen	Centaury
	> lehnt sich selbst ab	Crab Apple, Larch
	> lehnt alles Fremde ab	Beech
Ablehnung	anderer Menschen	
	> aus Enttäuschung oder Verbitterung	Willow
	> wenn der Kontakt zu eng wird	Water Violet
	> wenn sie anders sind als man selbst	Beech
	> wenn sie zu langsam sind	Impatiens
	> Angst vor Ablehnung; siehe »Angst«	
ablenkbar	> will geheime Sorgen unterdrücken	Agrimony
	> hat Angst, etwas zu verpassen	Scleranthus
	> durch zu viele Interessen	Wild Oat
abschalten	kann nur schwer abschalten	Vervain, White Chestnut
Abscheu	vor Schmutz und Schweiß	Crab Apple
absichern	versucht, sich vor Entscheidungen abzusichern	Cerato
Abstand	braucht ihn zu anderen Menschen	Rock Water
abwesend	wirkt geistig abwesend	
	> durch völlige Erschöpfung	Olive
	> beschäftigt sich ständig mit demselben Gedanken	White Chestnut
	> träumt vor sich hin	Clematis
	> neigt zum Grübeln	Honeysuckle

Gemütssymptom	Situation/Beschreibung	Name der Blüte
ärgerlich	wird leicht ärgerlich,	
	> wenn andere nicht seiner Meinung sind	Vervain, Vine
	> weil alles zu langsam geht	Impatiens
	> wegen der »Dummheit« anderer	Beech
ärgern	> ärgert sich über sich selbst	Larch, Pine
	> ärgert sich über sein Schicksal	Willow
	> ärgert sich über andere	Beech
aggressiv	> reagiert sofort gereizt	Holly
	> wird gewalttätig	Holly
	> aus Ungeduld	Impatiens
Ahnungen	hat ängstliche Vorahnungen	Aspen
akzeptieren	kann schwer etwas akzeptieren	Basisblüte: Beech
	> ist unfähig, sich zu akzeptieren	Larch
	> kann andere Meinungen nicht akzeptieren	Vine
	> ist unfähig, das eigene Schicksal zu akzeptieren	Willow
albern	> ist ständig überdreht	Agrimony
	> benimmt sich wie ein Kleinkind	Heather
Albträume		Basisblüte: Rock Rose
	> durch schreckliche Erlebnisse	Star of Bethlehem
	> durch Schuldgefühle	Pine
	> ohne erkennbare Ursache	Aspen
allein sein	kann nicht allein sein	
	> will seine Sorgen vergessen	Agrimony
	> fühlt sich nur wohl in der Familie	Chicory
	> braucht Publikum	Heather
	> hat plötzlich Ängste	Aspen

Symptomverzeichnis

Gemütssymptom	Situation/Beschreibung	Name der Blüte
allein sein	möchte allein sein,	
	> um vor sich hinzuträumen	Clematis
	> weil man depressiv ist	Mustard
	> weil man erschöpft ist	Olive
	> weil man sich selbst genügt	Water Violet
Anerkennung	Verlangen nach Anerkennung	Chicory, Larch
angeben	> um zu beweisen, dass man gut ist	Larch
	> um sich interessant zu machen	Heather
angepasst	> weil man sich unterlegen fühlt	Larch
	> aus Angst vor Konflikten	Agrimony
	> weil man nicht Nein sagen kann	Centaury
angespannt	> durch innere Hast und Hektik	Impatiens
	> durch Perfektionszwang	Rock Water
	> durch Übereifer	Vervain
	> weil man durchhalten will	Oak
	> möchte immer der Chef sein	Vine
Angst	> vor konkreten Dingen oder Situationen	Mimulus
	> andere Menschen seelisch zu verletzen	Centaury
	> anderen oder sich selbst etwas anzutun	Cherry Plum
	> vor Ablehnung	Centaury, Larch
	> vor Ansteckung	Crab Apple
	> vor Blamage	Larch
	> vor Lärm	Mimulus
	> vor Versagen	Larch
	> durchzudrehen, auszuflippen	Aspen
	> die Kontrolle über sich zu verlieren	Cherry Plum
	> vor Misserfolg	Larch
	> unerklärliche Angst	Aspen
	> vor allem	Mimulus

Gemütssymptom	Situation/Beschreibung	Name der Blüte
	> verrückt zu werden	Cherry Plum
	> panische Angst, Todesangst	Rock Rose
	> in bedrohlichen Situationen	Rock Rose
	> um andere Menschen	Red Chestnut
	> vor Konflikten	Agrimony
antriebslos	schiebt die Arbeit vor sich her,	Hornbeam
	> weil man sich nichts zutraut	Larch
	> weil man sich deprimiert fühlt	Mustard
	> weil man erschöpft ist	Olive
	> weil einem alles egal ist	Wild Rose
apathisch	siehe »gleichgültig«	
Arbeit	> kann keine Arbeit liegen lassen	Rock Water
	> hat »Anlaufschwierigkeiten«	Crab Apple, Hornbeam
arrogant	> weil man zurückhaltend ist	Water Violet
	> weil man andere für unfähig hält	Beech, Rock Water, Vine
	> weil man unsicher ist	Larch
aufbrausend	schnell aufbrausend	Holly, Impatiens
aufdringlich	wirkt lästig,	
	> weil man alles besser weiß	Chicory
	> weil man nur über sich redet	Heather
	> weil man andere begeistern will	Vervain
aufgeben	> es fällt schwer, aufzugeben	Oak
	> neigt dazu, schnell aufzugeben	Gentian, Larch, Wild Oat
	> neigt dazu, sich selbst aufzugeben	Wild Rose
aufgeregt	ist schnell aufgeregt	Beech, Holly, Impatiens
Aufmerksamkeit	> ist unkonzentriert	Clematis, Honeysuckle
	> Verlangen nach Aufmerksamkeit	Chicory, Heather

Symptomverzeichnis

Gemütssymptom	Situation/Beschreibung	Name der Blüte
aufopfernd	> weil man nicht Nein sagen kann	Centaury
	> für die Familie	Chicory
	> wegen Schuldgefühlen	Pine
aufschieben	> neigt dazu, Arbeiten aufzuschieben	Hornbeam
	> neigt dazu, Entscheidungen aufzuschieben	Cerato, Larch
ausgelaugt	siehe »erschöpft«	
ausnutzen	> lässt sich leicht ausnutzen	Centaury
	> fühlt sich ausgenutzt	Chicory
autoritär	> lässt keinen Widerspruch gelten	Vine
	> aufgrund missionarischer Überzeugung	Vervain
bagatellisieren	> eigener Probleme vor anderen	Agrimony
	> der eigenen Leistungen	Larch
beeinflussbar	ist beeinflussbar, weil man	
	> nicht Nein sagen kann	Centaury
	> sich emotional lösen will	Walnut
	> sich der eigenen Meinung nicht sicher ist	Cerato, Scleranthus
	> sich seiner Leistung nicht sicher ist	Larch
	> dankbar ist für jede Ablenkung	Agrimony
beeinflussen	will andere beeinflussen, weil man	
	> ihr Bestes will	Chicory
	> selbst so begeistert ist	Vervain
	> glaubt, Recht zu haben	Vine
beklagen	> wie ungerecht das Leben ist	Willow
	> wegen fehlender Dankbarkeit	Chicory

Gemütssymptom	Situation/Beschreibung	Name der Blüte
belastbar	fühlt sich nicht mehr belastbar,	
	> weil man total erschöpft ist	Hornbeam, Olive
	> weil man verzweifelt ist	Sweet Chestnut
	> weil man depressiv ist	siehe »depressiv«
beleidigt	ist leicht beleidigt,	
	> weil man den Dank der anderen vermisst	Chicory
	> weil man sich zurückgesetzt fühlt	Chicory, Willow
	> aus verletzter Eitelkeit	Heather
benachteiligt	fühlt sich ständig benachteiligt	Willow
berechnend	> schaut auf seinen Vorteil	Heather
	> manipuliert seine Angehörigen	Chicory
beschmutzt	fühlt sich innerlich und/oder äußerlich beschmutzt	Crab Apple
besitzergreifend	will immer mitreden	Chicory
besorgt	> um das Wohl anderer	Chicory, Red Chestnut
	> hauptsächlich um das eigene Wohl	Heather, Rock Water
	> um Kleinigkeiten	Crab Apple
Besserwisser	> weiß das Beste für seine Angehörigen	Chicory
	> ist von seinen Ideen überzeugt	Vervain
	> hält andere für unfähig	Vine
bevormunden	versucht, andere zu bevormunden	Chicory, Vervain, Vine
bitten	> kann keine Bitte abschlagen	Centaury
	> möchte um nichts bitten	Oak, Water Violet
blockiert	hat das Gefühl, blockiert zu sein	Honeysuckle, Star of Bethlehem
bösartig	will anderen schaden	Holly

Symptomverzeichnis

Gemütssymptom	Situation/Beschreibung	Name der Blüte
depressiv		Basisblüte: Mustard
	> bei Schwierigkeiten und Rückschlägen	Gentian
	> ohne erkennbaren Grund	Wild Rose
	> durch Schuldgefühle	Pine
	> weil das Leben sinnlos erscheint	Wild Oat
	> weil alles hoffnungslos erscheint	Gorse
	> weil man zu keiner Entscheidung findet	Scleranthus
	> mit Verbitterung	Willow
	> weil man sich immer unterlegen fühlt	Larch
	> weil man sich nicht von negativen oder traurigen Erinnerungen trennen kann	Honeysuckle, Star of Bethlehem
	> durch Verlust von geliebten Menschen oder Tieren	Star of Bethlehem
desinteressiert	siehe »abwesend«	
destruktiv		Basisblüte: Holly
	> aus Verbitterung	Willow
	> durch ständige Schuldgefühle	Pine
diplomatisch	ist oft zu wenig diplomatisch	
	> aus Ungeduld	Impatiens
	> weil zu direkt	Rock Water
	> weil man sich immer im Recht glaubt	Vine
diszipliniert	> ist hart gegen sich selbst	Rock Water
	> verlangt absolute Disziplin	Vine
	> hat zu wenig Disziplin	Clematis
durchdrehen	Angst davor, durchzudrehen	Cherry Plum
Durchhaltevermögen	> gibt zu schnell auf	Gentian, Larch, Scleranthus, Wild Oat
	> kann schlecht aufgeben	Oak, Rock Water, Vervain

Gemütssymptom	Situation/Beschreibung	Name der Blüte
durchsetzen	es fällt schwer, sich durchzusetzen,	
	> weil man seiner Meinung nicht traut	Cerato
	> weil man keine Konflikte mag	Agrimony
	> weil man sich nichts zutraut	Larch
	> weil man nichts ablehnen kann	Centaury
	will sich immer durchsetzen	
	> ohne Rücksicht auf andere	Vine
	> vorsichtig und subtil	Chicory
egoistisch	bezieht alles auf sich selbst	Chicory, Heather
ehrgeizig	ist zu ehrgeizig	
	> will alles perfekt machen	Rock Water
	> möchte andere bekehren	Vervain
	> mit Autoritätsansprüchen	Vine
	ist zu wenig ehrgeizig	
	> lebt lieber in seinen Luftschlössern	Clematis
	> glaubt nicht an seinen Erfolg	Larch
	> hat resigniert	Gorse, Wild Rose
eifersüchtig	ist neidisch auf andere	Chicory, Holly
eigensinnig	will sich durchsetzen	Chicory, Vervain, Vine
eingebildet	siehe »arrogant«	
einsam	> fühlt sich einsam	Chicory, Heather
	wird durch sein Verhalten einsam	
	> aus Ungeduld anderen gegenüber	Impatiens
	> weil man sich oft egoistisch verhält	Heather
	> weil man häufig depressiv ist	Mustard
	> weil man auf andere ablehnend wirkt	Water Violet
	> weil man oft gereizt und aggressiv ist	Holly
	> weil man oft verbittert wirkt	Willow

Symptomverzeichnis

Gemütssymptom	Situation/Beschreibung	Name der Blüte
Ekel	vor Schmutz und Schweiß	Crab Apple
elend	fühlt sich elend	Clematis, Hornbeam, Mustard, Olive, Willow
empfindlich	> gegen Kritik	Centaury, Larch
	> gegen Lärm und Geräusche	Aspen, Mimulus
	> gegen äußere Einflüsse	Agrimony, Centaury, Holly, Walnut
	> gegen Streit	Agrimony, Mimulus
	> wegen Kleinigkeiten	Crab Apple
Ende	fühlt sich am Ende	siehe »erschöpft« und »verzweifelt«
entmutigt	ist schnell entmutigt	
	> wenn Schwierigkeiten auftauchen	Elm, Gentian, Willow
	> vor allem Neuen	Gentian, Larch
entscheiden	kann sich schwer entscheiden,	
	> sucht aber keinen Rat	Scleranthus
	> sucht Rat	Cerato
	> wenn damit eine emotionale Trennung verbunden sein könnte	Walnut
	> weil die innere Richtung fehlt	Wild Oat
entschuldigen	entschuldigt sich dauernd	Pine
entsetzt	ist leicht entsetzt	Rock Rose
entspannen	es fällt schwer, sich zu entspannen	
	> wegen geheimer Sorgen	Chicory
	> durch innere Unruhe und Hektik	Impatiens
	> durch zu starke Selbstdisziplin	Rock Water
	> wegen zu großen Engagements	Vervain

Gemütssymptom	Situation/Beschreibung	Name der Blüte
enttäuscht	> wenn der erwartete Dank ausbleibt	Chicory
	> weil man mehr vom Leben erwartet hat	Willow
	> über kleinste Misserfolge	Gentian
ermüden	> ermüdet andere mit Fragen	Cerato
	> ist schnell ermüdet	Mustard, Olive
erröten	errötet leicht	Larch, Mimulus
erschöpft		Basisblüte: Olive
	> durch lange Krankheit oder Stress	Olive
	> durch Routine und Alltag	Hornbeam
	> wegen mangelnder Entspannung	Impatiens, Vervain
	> durch Überforderung	Centaury, Oak, Vervain
	> weil immer alles perfekt sein soll	Pine, Rock Water
	> durch besondere Aufgaben	Elm
	> wegen Resignationsgefühlen	Wild Rose
fanatisch	> wenn es um Ordnung geht	Crab Apple
	> wenn es um eigene Perfektion geht	Rock Water
	> in Bezug auf Ideale und Ideen	Vervain
faul	siehe »antriebslos«	
Fehler	macht immer dieselben Fehler	Chestnut Bud
feige	siehe »Angst«	
festhalten	siehe »loslassen«	
flatterhaft	ist unzuverlässig und sprunghaft	Sclerantus
freudlos	> durch Selbstvorwürfe, Schuldgefühle	Pine
	> weil man sich ständig um andere sorgt	Chicory, Red Chestnut
	> durch zu strenge Selbstdisziplin	Rock Water
	> sieht keinen Sinn in seinem Leben	Wild Oat

Symptomverzeichnis

Gemütssymptom	Situation/Beschreibung	Name der Blüte
Freunde	findet schwer Freunde, weil man	
	> zu flatterhaft ist	Scleranthus
	> immer bestimmen will	Vine
	> ständig »missioniert«	Vervain
	> zu viel kritisiert	Beech
	> nur über sich spricht	Heather
	> zu unnahbar wirkt	Water Violet
	> ängstlich und schüchtern ist	Larch, Mimulus
frustriert	ist leicht frustriert	Holly, Impatiens, Wild Oat, Willow
Gedächtnis-schwäche	kann sich nichts merken	
	> wegen fehlender Konzentration	Chestnut Bud, Clematis
	> wegen völliger Erschöpfung	Olive
Gedanken	> Gedanken drehen sich immer im Kreis	White Chestnut
	> verweilen in der Vergangenheit	Honeysuckle
	> träge, denkfaul	Hornbeam
	> sprunghaft	Scleranthus
	> negative Gedanken über andere	Beech, Holly
	> negative Gedanken über sich	Larch, Pine
	> negative Gedanken über die Zukunft	Gentian, Willow
	> quälende Gedanken beim Alleinsein	Agrimony
	> träumerische Gedanken	Clematis
Gedankenkarussell	Gedanken lassen sich nicht abschalten	Basisblüte: White Chestnut
	> durch Erinnerungen	Honeysuckle
	> durch Sorgen um Angehörige	Red Chestnut
	> aus Liebeskummer	Star of Bethlehem
	> durch Schuldgefühle	Pine
	> durch panische Angst	Rock Rose
gehässig	neigt zur Schadenfreude	Holly

Gemütssymptom	Situation/Beschreibung	Name der Blüte
gehemmt	im Umgang mit anderen Menschen	Larch, Mimulus, Water Violet
geistesabwesend	siehe »abwesend«	
Gelassenheit	Mangel an Gelassenheit	
	> durch Intoleranz	Beech
	> durch Ungeduld und Hektik	Impatiens
	> durch Ängste	Mimulus, Rock Rose
	> durch missionarischen Übereifer	Vervain
gereizt	ist leicht gereizt	Holly, Impatiens
Gesellschaft	Verlangen nach Gesellschaft	siehe »Alleinsein«
Gewissen	hat schnell ein schlechtes Gewissen	Pine
gewissenhaft	ist zu gewissenhaft	Crab Apple, Pine, Rock Water
gleichgültig	verhält sich gleichgültig,	
	> weil andere Menschen unwichtig sind	Heather
	> weil man überfordert ist	Elm
	> weil man innerlich resigniert	Wild Rose
	> durch Hoffnungslosigkeit	Gorse
	> weil man sich deprimiert fühlt	Mustard
	> durch Erschöpfung	Olive
	> weil man mit den Gedanken in der Zukunft ist	Clematis
	> weil man mit den Gedanken in der Vergangenheit ist	Honeysuckle
	> weil man verbittert ist	Willow
grausam	zu Menschen und Tieren	Holly, Vine
grübeln	neigt zum Grübeln	Honeysuckle
gutmütig	zu gutmütig, man lässt sich ausnutzen	Centaury

Symptomverzeichnis

Gemütssymptom	Situation/Beschreibung	Name der Blüte
harmoniebedürftig	> möchte anderen nicht wehtun	Centaury
	> fühlt sich bei Streit körperlich unwohl	Agrimony
Hassgefühle	hat schnell Hassgefühle	Holly, Willow
Heimweh	leidet an Heimweh	Honeysuckle
hektisch	> durch Angst	Aspen, Mimulus
	> durch Ungeduld	Impatiens
	> um nichts zu verpassen	Scleranthus
herrschsüchtig	will andere dominieren	Chicory, Vine
hilfsbereit	ist manchmal zu hilfsbereit	
	> kann anderen keine Bitte abschlagen	Centaury
	> fühlt sich für andere verantwortlich	Chicory, Oak
	> drängt anderen Hilfe auf	Chicory
hilflos	> weiß nicht, was man machen soll	Cerato, Scleranthus, Wild Oat
	> hat Angst, etwas falsch zu machen	Larch
	siehe »durchsetzen«	
hochmütig	neigt zu Hochmut	
	> weil man intolerant ist	Beech
	> weil man immer »Recht« hat	Vine
	> wirkt so wegen Kontaktschwäche	Water Violet
hoffnungslos	fühlt sich hoffnungslos	Gorse, Oak, Pine, Sweet Chestnut, Wild Rose
hyperaktiv	ist ständig in Bewegung	Impatiens
hypersensibel	»hört das Gras wachsen«	Aspen
hysterisch	> neigt zu Wutausbrüchen	Cherry Plum
	> neigt zu hysterischem Weinen	Chicory
	> neigt zu panischen Ängsten	Rock Rose

Gemütssymptom	Situation/Beschreibung	Name der Blüte
impulsiv	zu impulsives Verhalten	Impatiens, Vervain
Initiative	mangelnde Initiative	
	> durch Misserfolge	Gentian
	> durch Überforderungsgefühle	Elm, Hornbeam
	> durch mangelndes Selbstvertrauen	Larch
	> durch depressive Verstimmung	Mustard
	> durch Resignation	Wild Rose
inkonsequent	> hat keine eigene Meinung	Cerato
	> gibt bei Problemen schnell auf	Gentian
	> hat zu viele Alternativen	Scleranthus
	> hat kein klares Konzept	Wild Oat
Interesse	Mangel an Interesse siehe »gleichgültig«	
intolerant		Basisblüte: Beech
	> gegenüber Menschen und Situationen	Beech
	> wenn es nicht schnell genug geht	Impatiens
	> wenn andere nicht so begeistert sind	Vervain
	> wenn andere anderer Meinung sind	Vine
irritierbar	leicht irritierbar	Holly, Impatiens
isoliert	fühlt sich leicht isoliert	Chicory, Heather
jähzornig	»explodiert« schnell	Cherry Plum, Holly
klagen	> zu viel	Chicory, Heather, Willow
	> zu wenig	Agrimony, Water Violet
Kleinigkeiten	empfindlich wegen Kleinigkeiten	Beech, Crab Apple
kleinlich	nimmt alles viel zu genau	
	> in Bezug auf Sauberkeit	Crab Apple
	> bei der eigenen Überzeugung	Vine

Symptomverzeichnis

Gemütssymptom	Situation/Beschreibung	Name der Blüte
konfliktscheu	> hat nicht gelernt, Konflikte auszutragen	Agrimony
	> hat Angst, andere zu verletzen	Centaury
	> kann seine Meinung nicht vertreten	Cerato
	> glaubt, andere sind sowieso im Recht	Pine
	> hält sich nicht für kompetent	Larch
Kontaktbedürfnis	übertriebenes Kontaktbedürfnis	Chicory, Heather
Kontakt-schwierigkeiten	> durch Angst vor Ablehnung	Larch
	> durch verbittertes Wesen	Willow
	> wegen einer »inneren Barriere«	Water Violet
	> durch Vorurteile	Beech
Kontrollverlust	Angst, die Kontrolle zu verlieren	Cherry Plum
konzentrieren	siehe »unkonzentriert«	
kraftlos	siehe »erschöpft«	
Kritik	wird schwer vertragen	Chicory, Larch, Pine
kritisch	> anderen gegenüber	Beech, Chicory, Vine
	> sich selbst gegenüber	Larch, Pine, Rock Water
labil	wirkt oder fühlt sich labil	Scleranthus, Walnut, Wild Oat
langsam	beim Erledigen der Aufgaben, weil man	
	> nicht motiviert ist	Gentian, Hornbeam, Wild Rose
	> zu erschöpft ist	Olive
	> dauernd abgelenkt ist	Agrimony, Scleranthus
	> zu genau ist	Rock Water
	> mit mehreren Aufgaben gleichzeitig beschäftigt ist	Crab Apple, Wild Oat
launisch	schnell wechselnde Stimmungen	Holly, Scleranthus

Gemütssymptom	Situation/Beschreibung	Name der Blüte
Lebensfreude	Mangel an Lebensfreude, weil man	
	> depressiv ist	Mustard
	> sich erschöpft fühlt	Olive
	> Schuldgefühle hat	Pine
	> zu perfekt sein möchte	Rock Water
	> resigniert hat	Wild Rose
leichtsinnig	achtet nicht auf sich und seine Sachen	Chestnut Bud
Lernprobleme		Basisblüte: Chestnut Bud
	> aus Mangel an Motivation	Hornbeam, Wild Rose
	> aus Angst vor Misserfolg	Gentian, Larch, Mimulus
	siehe »unkonzentriert«	
Liebeskummer		Basisblüte: Star of Bethlehem
	> wird überspielt	Agrimony
	> macht eifersüchtig, neidisch	Holly
	> raubt den Schlaf	White Chestnut
	> untergräbt das Selbstwertgefühl	Larch
	> stürzt einen in tiefe Verzweiflung	Sweet Chestnut
	> führt zu Groll und Verbitterung	Willow
loslassen	kann nicht loslassen	
	> Erinnerungen	Honeysuckle
	> einen bestimmten Gedanken	White Chestnut
	> Angehörige	Chicory
	> Gefühle	Cherry Plum
	> seine Ängste um Angehörige	Red Chestnut
Luftschlösser	neigt zum Tagträumen	Clematis
machtliebend	dominiert gerne andere	Chicory, Vine
manipulieren	siehe »beeinflussen«	

Symptomverzeichnis

Gemütssymptom	Situation/Beschreibung	Name der Blüte
melancholisch	> durch negative Erinnerungen	Honeysuckle
	> wegen depressiver Verstimmung	Mustard
	> weil man scheinbar immer Pech hat	Willow
menschenscheu	> aufgrund von Ängsten	Aspen, Mimulus
	> weil man sich schnell unterlegen fühlt	Larch
	> weil man sich allein besser fühlt	Water Violet
Minderwertig-keitsgefühle		Basisblüte: Larch
	> mit Schuldgefühlen	Pine
	> ist mit seinem Aussehen unzufrieden	Larch
	> kompensiert sie oft mit starken Ehrgeiz	Larch
	> kann deshalb schlecht Nein sagen	Centaury
	> werden überspielt und verdrängt	Agrimony
missionieren	versucht ständig, andere zu überzeugen	Vervain
misstrauisch	> gegenüber dem Leben	Aspen, Gentian
	> gegenüber dem eigenen Gefühl	Cerato
	> aus Angst	Mimulus
	> aus mangelndem Selbstvertrauen	Larch
	> aufgrund schlechter Erfahrungen	Honeysuckle, Star of Bethlehem
Mitleid	> ist ohne Mitleid mit anderen Menschen	Vine
	> neigt zu Selbstmitleid	Chicory, Heather
Mittelpunkt	möchte Mittelpunkt sein	Chicory, Heather
müde	siehe »erschöpft«	
mutlos	siehe »entmutigt«	
nachgiebig	lässt sich schnell umstimmen	Agrimony, Centaury, Larch
nachtragend	kann nicht verzeihen	Chicory, Honeysuckle, Willow

Gemütssymptom	Situation/Beschreibung	Name der Blüte
negativ	ist negativ eingestellt	
	> gegen sich selbst	Larch
	> gegen andere Menschen	Beech, Willow
	> grundsätzlich gegen alles	Gentian
	> vorübergehend	Holly
neidisch	gönnt anderen nichts	Holly, Willow
Nervenzusammenbruch	> ist kurz davor	Cherry Plum
	> als Folge von Überforderung	Elm
	> durch völlige Verzweiflung	Sweet Chestnut
	> als Folge seelischer Belastung	Star of Bethlehem
nervös	> durch Sorgen	Agrimony, Red Chestnut
	> durch Eile und Ungeduld	Impatiens
	> durch Überforderung und Stress	Elm, Oak
	> durch Ängste	Mimulus, Rock Rose
niedergeschlagen	siehe »melancholisch« und »depressiv«	
oberflächlich	> im Kontakt mit anderen Menschen	Heather
	> wirkt oberflächlich, weil niemand hinter seine Fassade schauen kann	Agrimony
	> durch ständige Eile und Hektik	Impatiens
Opfer	> fühlt sich immer als Opfer	Willow
	> opfert sich ungefragt für die Familie	Chicory
	> ist oft Opfer, weil man nicht Nein sagt	Larch
orientierungslos	hat kein klares Ziel	Scleranthus, Wild Oat
Panik	ist schnell in Panik	Basisblüte: Rock Rose
	> gerät oft grundlos innerlich in Panik	Aspen
	> durch Überforderungsgefühle	Elm
	> gerät bei Kleinigkeiten schnell in Panik	Rock Rose

Symptomverzeichnis

Gemütssymptom	Situation/Beschreibung	Name der Blüte
Pech	fühlt sich vom Pech verfolgt	Willow
pedantisch	siehe »perfektionistisch«	
perfektionistisch	> bei Sauberkeit und Ordnung	Crab Apple
	> aus übertriebenem Ehrgeiz	Oak
	> wegen eigener fester Ideale	Rock Water
	> weil man glaubt, Recht zu haben	Vine
pessimistisch	erwartet immer das Negative	Basisblüte: Gentian
	> durch Überforderung	Elm
	> mit Hoffnungslosigkeit	Gorse
	> durch negative Erfahrungen	Honeysuckle
	> vorübergehend durch Erschöpfung	Olive
	> mit Verbitterung	Willow
rachsüchtig	möchte Genugtuung	Holly, Willow
ratlos	sucht häufig Rat bei anderen	Cerato
rechthaberisch	glaubt immer Recht zu haben	Vine
reden	> dauernd über eigene Probleme	Heather
	> zu schnell und/oder zu laut	Impatiens, Vervain
	> ständig, um Nervosität zu überspielen	Mimulus
reizbar	siehe »gereizt«	
resigniert		Basisblüte: Wild Rose
	> mit Trauer um die »gute alte Zeit«	Honeysuckle
	> ist völlig hoffnungslos	Gorse
	> durch das Gefühl völliger Erschöpfung	Olive
	> durch schwere seelische Erschütterung	Star of Bethlehem
	> mit depressiven Gefühlen	Mustard
	> durch Überforderung	Elm, Hornbeam, Oak
	> spürt keine rechte Lebensfreude	Wild Rose

Gemütssymptom	Situation/Beschreibung	Name der Blüte
rücksichtslos	gegen andere	
	> mit starker Aggressivität	Holly
	> lässt anderen zu wenig Zeit	Impatiens
	> beim Durchsetzen seines Willens	Vine
	gegen sich	
	> ist immer auf dem Sprung	Impatiens
	> kann keine fremde Hilfe annehmen	Oak
	> verlangt von sich immer 150 % Leistung	Rock Water
ruhelos	findet keine Ruhe	Agrimony, Impatiens, Scleranthus, Vervain
schadenfroh	freut sich über Fehler von anderen	Holly
Schlafstörungen		Basisblüte: White Chestnut
	> durch Angst vor der Dunkelheit	Aspen, Mimulus
	> durch Gefühle von Ärger und Wut	Holly
	> aus Angst um Angehörige, die nicht zu Hause sind	Red Chestnut
	> durch Angst vor einer Prüfung	Larch, Mimulus, Rock Rose
	> durch unklare Ängste	Aspen
	> durch Schuldgefühle	Pine
	> durch Überarbeitung	Elm, Oak
	> durch Nervosität und Unruhe	Impatiens
	> durch Kummer	Star of Bethlehem
	> wegen zu vieler Gedanken	White Chestnut
Schocksituationen	hilft bei Schock und seinen Folgen	Honeysuckle, Star of Bethlehem
Schuldgefühle	> sucht die Schuld bei sich	Pine
	> sucht die Schuld bei anderen	Holly, Willow
schüchtern	ist Fremden gegenüber ängstlich	Larch, Mimulus

Symptomverzeichnis

Gemütssymptom	Situation/Beschreibung	Name der Blüte
Schwächezustand	siehe »erschöpft«	
schwermütig	siehe »melancholisch«	
schwer nehmen	nimmt alles zu schwer	Gentian, Larch, Rock Water
Schwierigkeiten	> lernt nicht aus Schwierigkeiten	Chestnut Bud
	> ist leicht entmutigt bei Schwierigkeiten	Gentian
	> holt sich keine Hilfe und gibt nicht auf	Oak
schwunglos	siehe »antriebslos«	
selbstgerecht	> empfindet sich als Vorbild für andere	Rock Water
	> kennt keine Selbstzweifel	Heather, Vine
	> sucht die Schuld immer bei anderen	Willow
Selbstmitleid	bedauert sich und seine Situation	Chicory, Heather
Selbstmord	möchte sein Leben beenden	
	> aus emotionalem Überdruck	Cherry Plum
	> aus Verzweiflung	Sweet Chestnut
	> durch Todessehnsucht nach Drogen	Clematis
	> aus totaler Hoffnungslosigkeit	Gorse
	> wegen Depressionen	Mustard
Selbstvertrauen	zu wenig Selbstvertrauen siehe »Minderwertigkeitsgefühle«	
Selbstvorwürfe	verurteilt das eigene Handeln	Pine, Rock Water
Selbstwertgefühl	siehe »Minderwertigkeitsgefühle«	
sensibel	siehe »empfindlich«	
skeptisch	> erwartet immer das Schlechteste	Gentian
	> traut anderen wenig zu	Vine
	> ist skeptisch, wenn man gelobt wird	Larch

Gemütssymptom	Situation/Beschreibung	Name der Blüte
Sorgen	> macht sich Sorgen um die Angehörigen	Red Chestnut
	> fühlt sich von Sorgen erdrückt	Agrimony
	> blockieren das Denken	White Chestnut
	> macht sich zu wenig Sorgen	siehe »leichtsinnig«
sprunghaft	in Meinungen und im Verhalten	Scleranthus
starr	unflexibel in Ansichten, im Verhalten	
	> anderen Menschen gegenüber	Beech
	> sich selbst gegenüber	Oak, Rock Water
	> in seiner Anforderung an andere	Vine
stolz	möchte keine Hilfe von anderen	Oak, Water Violet
streng	> mit sich selbst	Rock Water
	> mit anderen	Beech, Chicory, Vine
Stress	> setzt sich selbst unter Stress	Impatiens, Vervain
	> fühlt sich gestresst	Elm, Oak
teilnahmslos	siehe »gleichgültig«	
träge	> fühlt sich geistig träge	Hornbeam, Olive
	> fühlt sich körperlich träge	Olive
traurig	siehe »depressiv«	
traut sich nichts zu	siehe »Minderwertigkeitsgefühle«	
trennen	kann sich schwer trennen	
	> aus Angst, andere zu verletzen	Centaury
	> aus Angst vor dem Alleinsein	Larch, Mimulus
	> wegen Schuldgefühlen	Pine
	> aus Angst, einen Fehler zu machen	Cerato, Larch, Mimulus
	> kann sich nicht von der Vergangenheit lösen	Honeysuckle

Symptomverzeichnis

Gemütssymptom	Situation/Beschreibung	Name der Blüte
Trost	> braucht viel Trost	Chicory, Heather
	> lehnt Trost ab	Water Violet
trotzig	im Umgang mit anderen Menschen	Holly
tyrannisch	übt Druck auf andere aus	Chicory, Vine
überarbeitet	> mutet sich leicht zu viel zu	Oak, Rock Water, Vervain
	> fühlt sich überarbeitet	siehe »erschöpft«
überempfindlich	siehe »empfindlich«	
überfordert	> durch seine augenblickliche Aufgabe	Elm
	> durch Angst, es nicht zu schaffen	Mimulus
	> durch mangelndes Selbstvertrauen	Larch
	> wegen völliger Erschöpfung	Olive
	> bittet aber nicht um Hilfe	Oak
übergangen	fühlt oft sich übergangen	Chicory, Willow
überreden	> will andere überreden	Chicory, Vervain, Vine
	lässt sich leicht überreden, weil man	
	> nicht gut Nein sagen kann	Centaury
	> nicht weiß, was man selbst will	Cerato
	> Angst hat, den anderen zu verärgern	Larch
	> keine feste Meinung hat	Scleranthus
übersensibel	siehe »empfindlich«	
umständlich	im Denken und Handeln	Cerato, Chicory, Crab Apple
unattraktiv	> findet sich unattraktiv	Crab Apple, Larch
	> findet andere unattraktiv	Beech
unaufmerksam	siehe »unkonzentriert«	
unausgeglichen	hat oft wechselnde Stimmungen	Scleranthus

Gemütssymptom	Situation/Beschreibung	Name der Blüte
unausgeschlafen	siehe »Schlafstörungen« und »müde«	
unausstehlich	> findet sich unausstehlich > findet andere unausstehlich	Larch Beech
unbeherrscht	ist schnell wütend	Holly
unbeholfen	> fühlt sich unbeholfen > wirkt unbeholfen, hölzern	Clematis, Larch Water Violet
unberechenbar	ändert schnell seine Meinung	Scleranthus
unbeständig	in Meinungen und im Verhalten	Scleranthus, Wild Oat
undankbar	> findet andere undankbar > ist undankbar	Chicory Willow
unentschlossen	siehe »unsicher«	
unfähig	fühlt sich unfähig	Larch, Pine
Unfallfolgen	beispielsweise Angst, Schockzustände	Star of Bethlehem
unflexibel	siehe »starr«	
ungeduldig	> wenn es nicht schnell genug geht > wenn andere nicht auf ihn eingehen > wenn andere sich nicht überzeugen lassen	Impatiens Chicory, Vine Vervain
ungerecht	> fühlt sich ungerecht behandelt > ist zu anderen ungerecht	Willow Beech, Holly, Vine
unglücklich	> trauert der Vergangenheit nach > durch schwere Schicksalsschläge > mit Verbitterung	Honeysuckle Star of Bethlehem Willow
unklar	über den weiteren Lebensweg	Wild Oat

Symptomverzeichnis

Gemütssymptom	Situation/Beschreibung	Name der Blüte
unkonzentriert	> weil die Gedanken in der Zukunft sind	Clematis
	> weil man über Vergangenes grübelt	Honeysuckle
	> weil die Gedanken ständig um ein Thema kreisen	White Chestnut
	> weil die Gedanken hin und her springen	Scleranthus
	> weil man sich über jede Ablenkung freut	Agrimony
unlustig	siehe »antriebslos«	Mustard
unnahbar	wirkt unnahbar	Water Violet
unnatürlich	wirkt gekünstelt	Agrimony
Unordnung	> wird nicht vertragen	Crab Apple, Rock Water, Vine
	> wird verursacht	Chestnut Bud, Clematis
unpraktisch	hat zwei linke Hände	Clematis
unruhig	es fehlt die innere Gelassenheit	Agrimony, Heather, Impatiens, Red Chestnut, Scleranthus
unschlüssig	siehe »unsicher«	
unselbstständig	> fragt ständig um Rat	Cerato
	> traut sich nichts zu, schickt oft andere, die die Aufgabe erledigen sollen	Larch
unsicher	> die richtige Entscheidung zu treffen	Cerato, Scleranthus, Walnut
	> die Arbeit bewältigen zu können	Elm, Hornbeam
	> über den eigenen Lebensweg	Wild Oat
	> ob man alles richtig macht	Larch, Pine
	> ob eine Situation oder eine Entscheidung eine gute Wendung nehmen wird	Gentian
unterdrückt	> lässt sich unterdrücken	Centaury, Larch, Walnut
	> unterdrückt andere	Chicory, Vine

Gemütssymptom	Situation/Beschreibung	Name der Blüte
unterlegen	fühlt sich häufig unterlegen	Larch, Pine
unverstanden	fühlt sich oft unverstanden	Chicory, Heather, Willow
unzufrieden	> ist unzufrieden mit sich, seiner Leistung oder seinem Leben > ist unzufrieden mit anderen	Larch, Pine, Rock Water, Wild Oat, Willow Beech, Chicory
unzuverlässig	hält sich nicht an Verabredungen	Scleranthus, Walnut, Wild Oat
verärgert	ist schnell verärgert	Holly
verantwortlich	fühlt sich für alles verantwortlich	Oak
verbittert	hat das Gefühl, allen geht es besser	Holly, Willow
verdrängen	neigt zum Verdrängen	Agrimony, Chestnut Bud
vergesslich	> weil man vieles verdrängt > aus Lernschwäche > weil die Gedanken woanders sind > wegen Erschöpfung > durch seelische Verletzungen	Agrimony Chestnut Bud Clematis, Honeysuckle Olive Star of Bethlehem
verkrampft	> weil man die Fassade aufrechterhält > durch dauernde Hektik > aus Angst > durch Übereifer > weil man alles perfekt machen will > muss sich unbedingt durchsetzen	Agrimony Impatiens Mimulus Vervain Rock Water Vine
verlassen	fühlt sich im Stich gelassen	Chicory, Star of Bethlehem, Willow
verletzt	fühlt sich oft verletzt	Chicory, Larch, Willow
verloren	fühlt sich von allen verlassen	Gorse, Sweet Chestnut

Symptomverzeichnis

Gemütssymptom	Situation/Beschreibung	Name der Blüte
Verlust	> kann einen Verlust nicht verwinden > bei Verlust durch den Tod von Menschen oder Tieren	Honeysuckle Star of Bethlehem
vernachlässigt	fühlt sich vernachlässigt	Chicory, Heather
verrückt	fürchtet verrückt zu werden	Cherry Plum
versagen	siehe »Versagensängste« > fühlt sich als Versager	 Pine
Versagensängste	man traut sich nichts zu	Elm, Hornbeam, Larch, Oak
verschlossen	man spricht nicht über seine Probleme	Agrimony, Oak, Water Violet
verspannt	siehe »verkrampft«	
verunreinigt	fühlt sich durch Umwelt, Nahrung oder andere Menschen verunreinigt	Crab Apple
verunsichert	ist oft verunsichert	Cerato, Larch, Scleranthus
verzagt	ist schnell verzagt	Gentian, Larch
verzetteln	kann keine Prioritäten setzen	Crab Apple
verzweifelt	> durch Überforderungsgefühle > weil man glaubt, Fehler gemacht zu haben > durch seelische Erschütterungen > glaubt, es nicht länger aushalten zu können	Elm Pine Star of Bethlehem Sweet Chestnut
Vorwürfe	macht anderen schnell Vorwürfe	Beech, Chicory, Impatiens, Willow
wankelmütig	siehe »unzuverlässig«	
weinerlich	neigt dazu, schnell zu weinen	Chicory, Heather

Gemütssymptom	Situation/Beschreibung	Name der Blüte
wertlos	fühlt sich wertlos	Larch, Pine
willensschwach	kann sich schlecht durchsetzen	Centaury, Larch
wütend	> wird leicht wütend > ist wütend, wenn jemand widerspricht	Cherry Plum, Holly Vine
zaudern	braucht lange, um sich zu entscheiden	Cerato, Gentian, Larch
zerrissen	fühlt sich innerlich zerrissen	Centaury, Cherry Plum, Scleranthus
zerstreut	siehe »unkonzentriert« und »vergesslich«	
ziellos	kennt seinen Lebensweg noch nicht	Wild Oat
zögerlich	siehe »unsicher«	
zornig	ist schnell ungehalten	Holly
zuhören	kann nicht zuhören	Heather, Impatiens
zurückgesetzt	fühlt sich zurückgesetzt	Chicory, Willow
zurückhaltend	wirkt auf andere eher ablehnend > weil man sich unsicher fühlt > weil man kontaktscheu ist	 Larch, Mimulus Water Violet
Zutrauen	hat wenig Zutrauen – siehe »zweifeln«	
zweifeln	> zweifelt an sich selbst > zweifelt an der eigenen Meinung > zweifelt an der Zukunft > zweifelt daran, die tägliche Arbeit zu schaffen > zweifelt, eine übernommene Verantwortung länger tragen zu können > zweifelt an den Fähigkeiten anderer	Larch, Pine Cerato Gentian Hornbeam Elm Beech, Impatiens, Vine

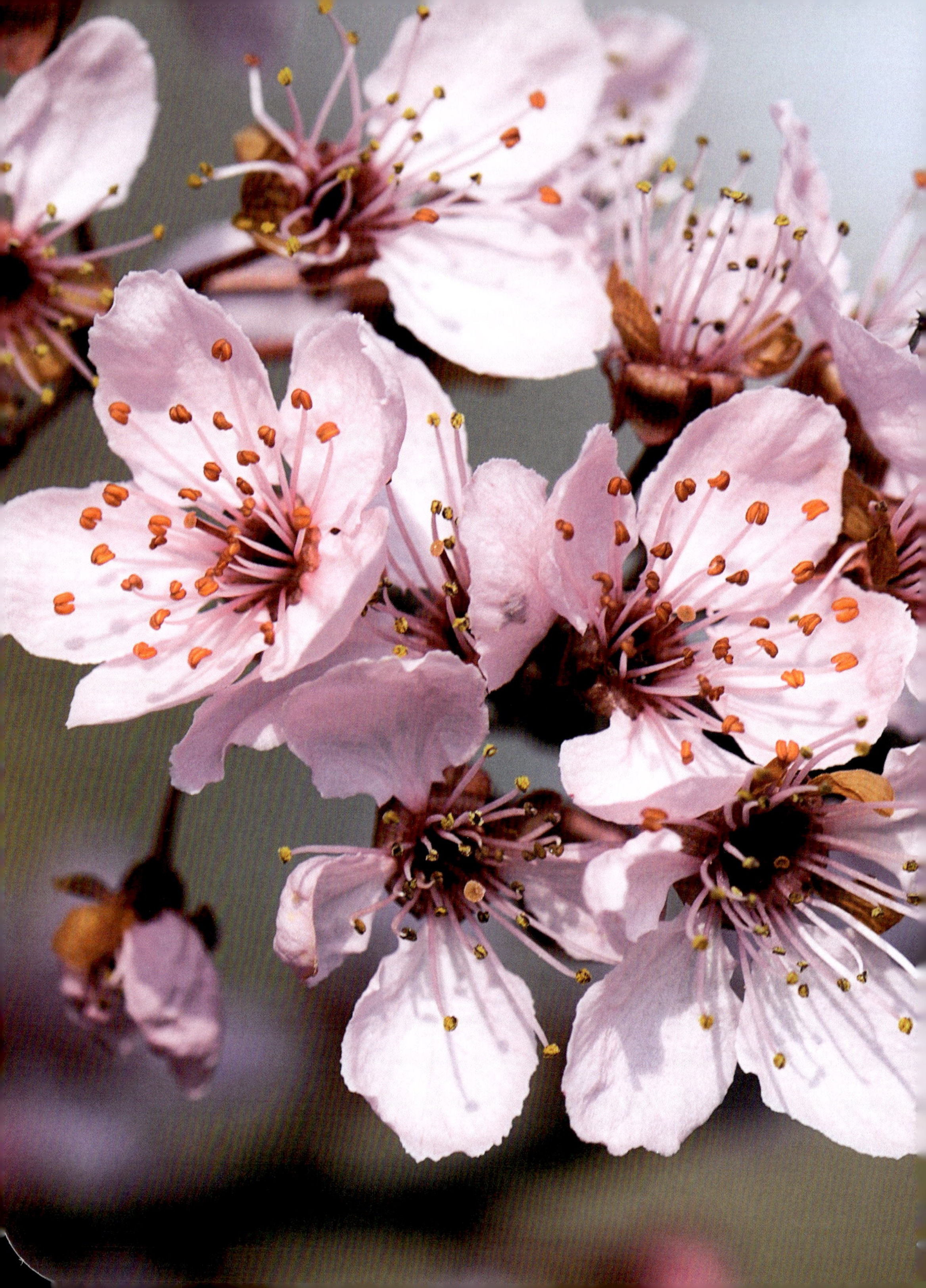

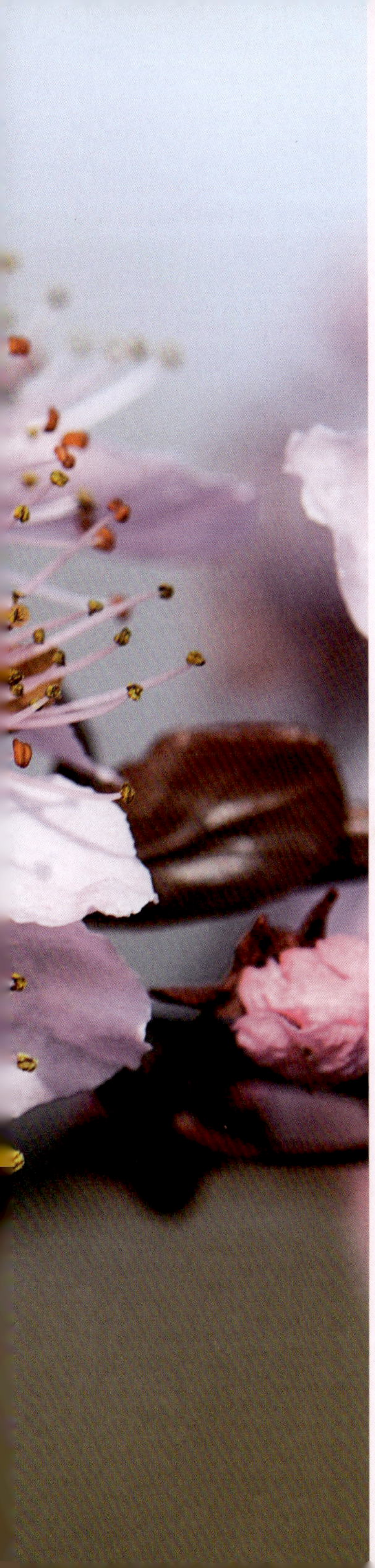

BACH-BLÜTEN-PORTRÄTS

Auf den folgenden Seiten finden Sie nicht nur die ausführlichen Porträts der 38 Blüten, sondern auch zu jeder Blüte eine Abbildung sowie einen Spruch, der die Idee der Blüte philosophisch beschreibt.

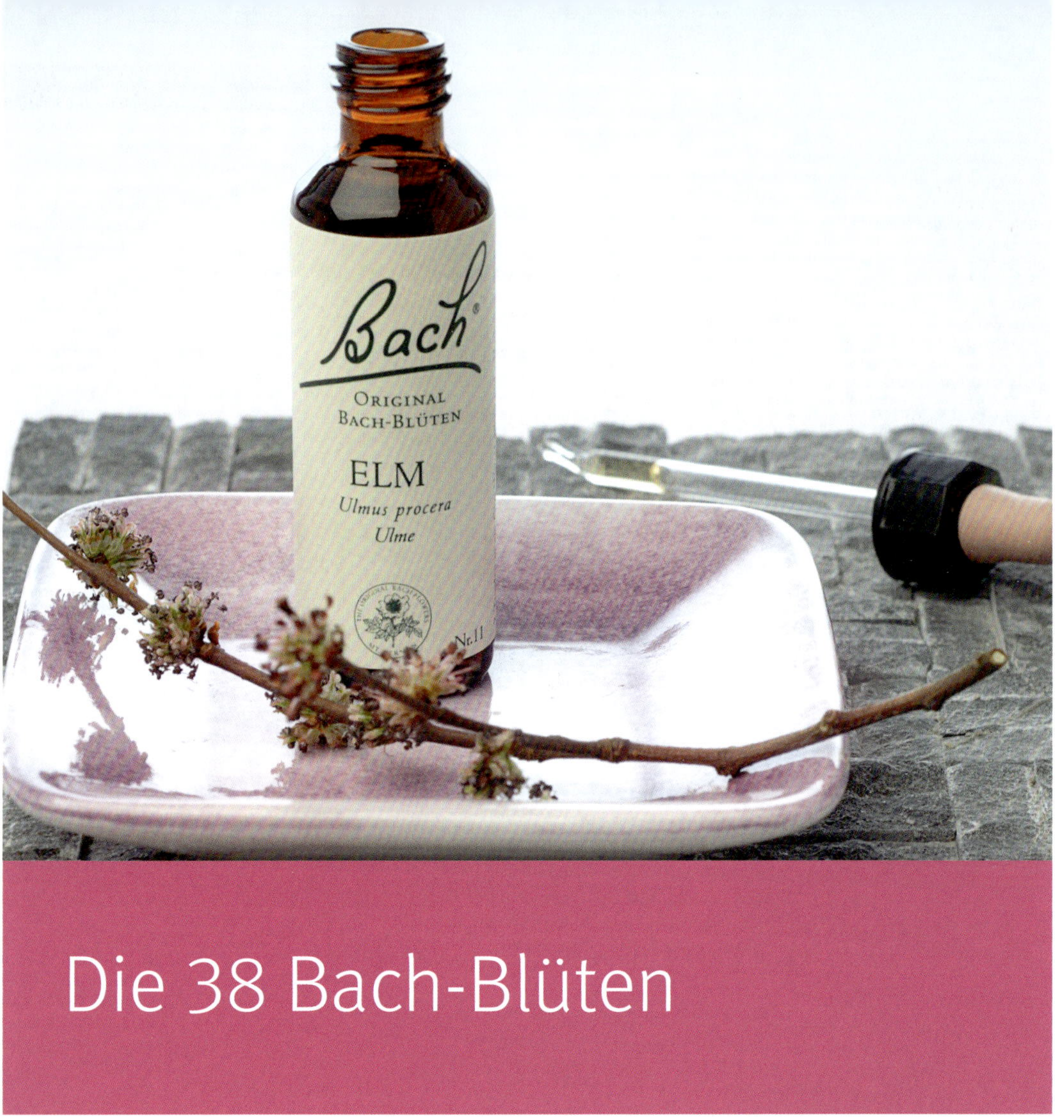

Die 38 Bach-Blüten

In dem vorangegangenen Kapitel haben Sie das Wichtigste zum Verständnis der Bach-Blüten-Therapie und ihrer Anwendung erfahren. Wahrscheinlich konnten Sie mithilfe des Symptomverzeichnisses schon einige Blüten für sich auswählen. Anhand der folgenden Blütenporträts können Sie nun prüfen, welche dieser Blüten zu Ihnen und Ihrer aktuellen Lebenssituation passen. Falls Sie noch etwas unsicher sind, sollten Sie sich mit Menschen beraten, die Ihnen nahestehen und Sie gut kennen.

So finden Sie das richtige Mittel

Auf den folgenden Seiten finden Sie die ausführlichen Beschreibungen der 37 Bach-Blüten und des Quellwassers (Rock Water), das der Einfachheit halber auch als Blüte bezeichnet wird. Die alphabetische Reihenfolge der Blütenporträts richtet sich nach den englischen Namen, mit denen die Bach-Blüten traditionsgemäß bezeichnet werden. Während Bach seine Blüten primär für Gefühle ausgewählt hat, werden in den Blütenporträts auch Verhaltensmuster beschrieben, die bekanntlich auf der Basis von Gefühlen entstehen können.

Um Ihnen die Auswahl Ihrer Blüten zu erleichtern, werden die jeweils typischen Verhaltensmerkmale oder Gefühle ausführlich von verschiedenen Seiten beleuchtet. Dabei kann ein Gefühl oder ein Verhaltensmuster vorherrschen, meistens zeigen sich jedoch mehrere Verhaltensweisen gleichzeitig.

In dem Abschnitt »So kann sich Ihr Leben positiv verändern« am Ende jeder Beschreibung erfahren Sie, wie die jeweilige Blüte wirkt und zu welchen Veränderungen sie führen kann. Außerdem erhalten Sie hier Anregungen, wie Sie durch eigene Mithilfe die Wirkung der Blütenessenz noch verstärken können.

Beim Lesen der Beschreibungen der im Symptomverzeichnis ausgewählten Blüten werden Sie sicher Ihre Gefühle oder Ihr Verhalten in der einen oder anderen Blüte wiedererkennen. Eine Blüte kann auch dann zu Ihnen passen, wenn Ihr Verhalten in einigen Punkten von der Beschreibung abweicht. Entscheidend ist die grundlegende Übereinstimmung. So hilft zum Beispiel die Blüte Crab Apple Menschen, die schlecht Prioritäten setzen können, sich also häufig verzetteln. Ist dies Ihr Problem, dann passt diese Blüte zu Ihnen, selbst wenn Sie nicht das für die Blüte auch typische Verlangen nach Sauberkeit und Ordnung haben.

Passt keine der ausgewählten Blüten, dann sollten Sie noch einmal im Symptomverzeichnis schauen, ob Sie vielleicht ähnliche Begriffe für Ihren Gemütszustand oder Ihr Verhalten finden, oder Sie lesen die Beschreibungen aller 38 Bach-Blüten durch.

Haben Sie mehr als neun passende Blüten gefunden, finden Sie Rat unter »Was tun bei Unklarheit?« (siehe Seite 22).

TIPP

Benutzen Sie die Blütenbeschreibungen parallel zum Symptomverzeichnis – so können Sie sicher sein, dass Sie wirklich die zu Ihrem Zustand passenden Blüten finden.

AGRIMONY-TYP
»Ich überspiele gerne meine Probleme.«

Agrimony – Odermennig

»Wir würden weit mehr gewinnen, wenn wir uns zeigten, wie wir sind, als bei dem Versuch, das zu scheinen, was wir nicht sind.«
La Rochefoucauld

Verhaltensmerkmale: Versuchen Sie Konflikten und Streit aus dem Weg zu gehen, weil Sie sich in solchen Situationen fast körperlich unwohl fühlen? Zeigen Sie oft ein fröhliches Gesicht, auch wenn es Ihnen nicht so gut geht? Neigen Sie dazu, Ihre Probleme zu überspielen und dabei immer Haltung zu bewahren? Fühlen Sie sich am wohlsten in Gesellschaft? Ist es Ihnen unangenehm, wenn man Ihnen Ihre Schwierigkeiten, Ihre Schwächen, Ihren Ärger und Frust ansieht? Leiden Sie an quälenden Gedanken, über die Sie mit niemandem sprechen wollen? So zählen Sie vermutlich zu den Menschen, zu deren Lebensprinzipien gehört: »Immer nur lächeln, doch wie es da drinnen aussieht, geht niemanden was an.« Doch diese Art, durch das Leben zu gehen, kostet Sie viel Kraft und bringt häufig innere Einsamkeit. Am schlimmsten ist oft das Alleinsein. Da bietet Ihnen Ihre Fassade keinen Schutz mehr vor Ihren Problemen und Sie müssen sich mit ihnen auseinandersetzen. Oft hilft dann nur Ablenkung durch Gesellschaft oder Alkohol.

Agrimony verbessert die Fähigkeit, Konflikte auszutragen.

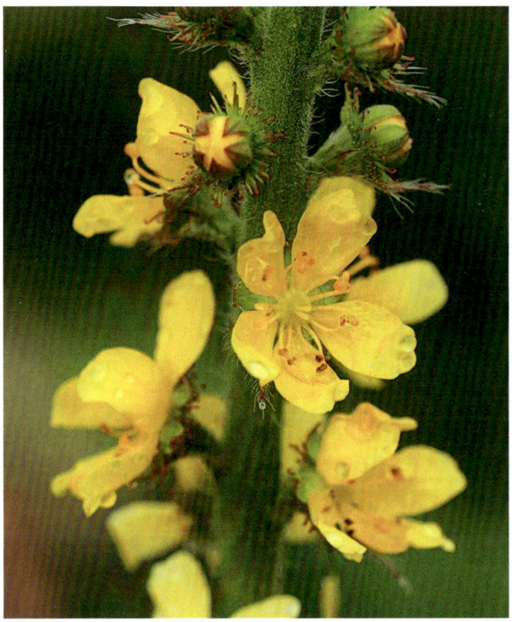

So kann sich Ihr Leben positiv verändern: Mithilfe der Bach-Blütenessenz Agrimony werden Sie nach und nach den Mut finden, sich anderen zu öffnen. Wagen Sie es doch einmal, von Ihren Schwächen und Schwierigkeiten zu erzählen. Sie werden erleben, dass Sie deshalb nicht abgelehnt oder verurteilt werden. Durch diese Erfahrung wird es für Sie leichter, öfter einmal auf Ihre Fassade zu verzichten. Außerdem verbessert Agrimony Ihre Fähigkeit, Konflikte mit anderen Menschen auszuhalten.

Ergänzungsblüten (Seite 23): Larch, Mimulus, White Chestnut

Aspen – Zitterpappel

»Die Angst klopfte an die Tür, das Vertrauen öffnete, und niemand war draußen.«

Chinesisches Sprichwort

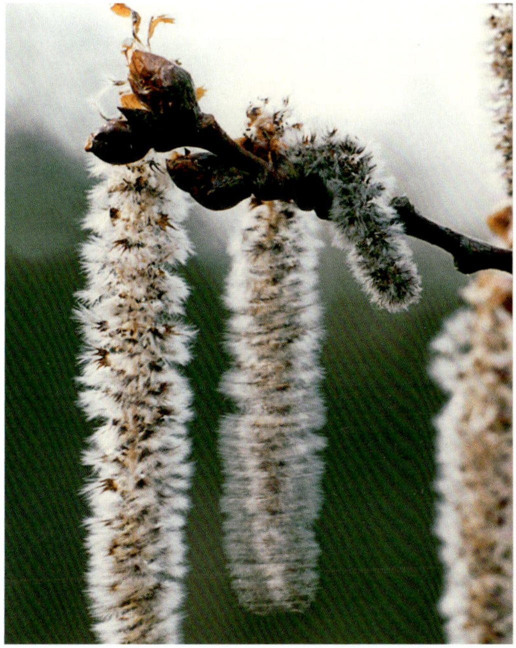

Aspen hilft bei unklaren Ängsten oder Ahnungen.

Verhaltensmerkmale: Haben Sie häufig Angst im Dunkeln oder beim Alleinsein? Kennen Sie Augenblicke, in denen Ihnen plötzlich ein kalter Schauer über den Rücken läuft und ein unerklärliches Angstgefühl hochsteigt? Erwachen Sie manchmal nachts schweißgebadet aus einem Albtraum? Oder kommt es vor, dass Sie völlig verkrampft im Bett liegen und mit wild pochendem Herzen auf Schritte im Treppenhaus horchen? Dann gehören Sie zu den Menschen, denen die Aspen-Angst wohlbekannt ist; diese scheinbar grundlose, nicht zu beschreibende Angst, die im Extremfall sogar von Schweißausbrüchen oder starkem Zittern begleitet wird. Der Versuch, mit anderen Menschen darüber zu reden, geht meistens schief. Diese Menschen murmeln dann etwas von »total überarbeitet« oder »alles Einbildung«. Dabei kennen Sie Ihre Angst seit den Kindertagen. Damals konnten Sie vielleicht nur einschlafen, wenn ein Lichtschein in Ihr Zimmer fiel, oder Sie fürchteten sich vor Geistern und Gespenstern. Ähnlich dem filigranen Laub der Zitterpappel, das sensibel auf jeden Hauch reagiert, nehmen Sie meistens stärker als andere Menschen die Signale aus Ihrem Unterbewusstsein sowie die Ausstrahlung anderer Menschen wahr. Der Ansturm von Informationen führt häufig zu einem »Informationssalat«, der Angstgefühle auslöst, weil man all das, was man spürt, nicht einordnen oder verarbeiten kann.

So kann sich Ihr Leben positiv verändern: Die Blütenessenz Aspen wird Ihnen dabei helfen, auf den Informationssalat ruhig und gelassen zu reagieren und die »gefühlten« Informationen gedanklich besser zu verarbeiten zu können.

Ergänzungsblüten (Seite 23): Mimulus, Rock Rose

ASPEN-TYP

»Ich bin sensibel und höre das Gras wachsen.«

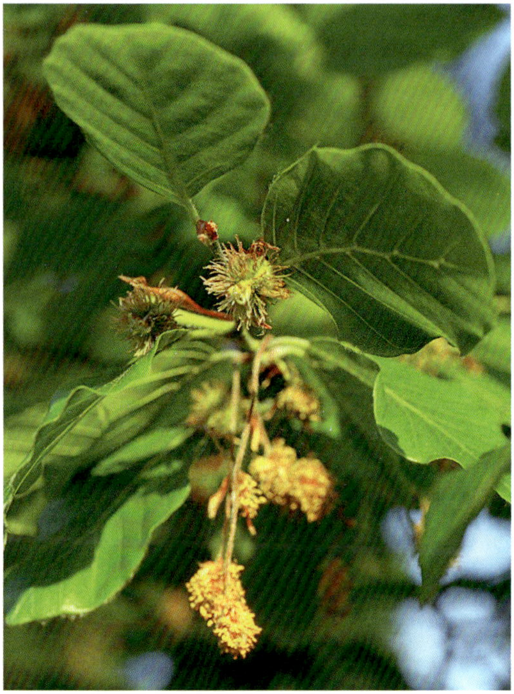

Beech – Rotbuche

»Lieblose Kritik ist ein Schwert, das scheinbar den anderen, in Wirklichkeit aber den eigenen Herrn verstümmelt.« *Christian Morgenstern*

Verhaltensmerkmale: Erkennen Sie schnell Fehler und Schwächen bei anderen Menschen? Sind Sie ein eher kritischer Mensch? Benutzen Sie oftmals die Formulierung »Das finde ich unmöglich«? Können Sie schlecht Menschen oder Situationen akzeptieren, die nicht Ihren Vorstellungen entsprechen? Betrachten Sie häufig kopfschüttelnd das Leben und Treiben anderer? Neigen Sie dazu, Behauptungen oder Erklärungen von anderen schnell mit »Quatsch« abzutun? Dann besitzen Sie zwar eine scharfe Beobachtungsgabe, aber wahrscheinlich auch ein großes Maß an Intoleranz. Den meisten von uns fällt es schwer, sich dies einzugestehen; manchmal können wir es auch aus Mangel an Selbsterkenntnis noch gar nicht wahrnehmen. In solchen Fällen sollten wir ohne Groll die vorsichtigen Hinweise von Freunden aufmerksam annehmen und sorgfältig prüfen.

Beech fördert die Akzeptanz von schwierigen Menschen oder Situationen.

Die Problematik intoleranter Menschen ist, dass sie bei der Beurteilung anderer Menschen immer die eigenen Verhaltensweisen und Meinungen als allein gültigen Wertmaßstab zugrunde legen. Jede Abweichung davon kann nicht akzeptiert werden und führt zur Ablehnung beziehungsweise Verurteilung des anderen. Genauso fällt es ihnen schwer, Situationen zu akzeptieren, die sie sich anders vorgestellt haben. Wir alle haben das Recht, etwas gut oder schlecht, schön oder hässlich zu finden. Doch wir müssen lernen zu akzeptieren, dass andere Menschen eben auch andere Ansichten haben können. Zum Beispiel findet der eine die festliche Kleidung für einen Opernbesuch unerlässlich, während der andere seine Jeans für angemessen hält. Natürlich kann uns die Andersartigkeit von Menschen unangenehm berühren, sie kann uns vielleicht bewusst oder unbewusst Angst machen. Sie darf aber nicht Anlass sein, andere aufgrund ihrer Individualität zu verurteilen oder auf sie herabzusehen. Diese Haltung ist heutzutage leider weit verbreitet. Wir sollten bedenken, dass wir selbst auch Fehler oder Schwächen haben, die wir aber meistens nicht sehen – oder nicht sehen wollen.

Andererseits bedeutet Toleranz nicht, dass wir alles akzeptieren müssen. Wenn uns Situationen oder Menschen persönlich schaden oder verletzen, dann sollten wir die Fähigkeit haben, uns entsprechend zu verhalten, indem wir Nein sagen und unsere eigenen Bedürfnisse ganz klar aussprechen. Dabei kann uns die Blüte Centaury unterstützen.

Es gibt jedoch auch Menschen, denen die Toleranz für ihre eigenen Unzulänglichkeiten fehlt und die ständig mit sich und ihren Leistungen unzufrieden sind. Diese Form der Intoleranz ist oft die Folge eines geringen Selbstwertgefühls und sollte auf jeden Fall mit der Blüte Larch behandelt werden.

So kann sich Ihr Leben positiv verändern: Die Bach-Blütenessenz Beech hilft uns bei der Entwicklung von Toleranz und Großzügigkeit im Umgang mit anderen Menschen und schwierigen Situationen. Zusätzlich sollten wir uns angewöhnen, wenn wir mit einer Situation unzufrieden sind, uns zu fragen, ob wir etwas daran ändern können oder nicht. Wenn eine Veränderung möglich ist, sollten wir sofort damit beginnen. Andernfalls müssen wir die Situation eben akzeptieren. Dabei unterstützt uns die Blüte Beech und der Satz: »Es ist, wie es ist.« Wenn wir dagegen mit einem Menschen unzufrieden sind, dann ist der Versuch, ihn so zu verändern, dass es mir gut geht, leider nicht zulässig. Wir haben kein Recht darauf, andere Menschen zu verändern. Wir können nur daran arbeiten, sie anzunehmen, so wie sie sind. Hilfreich dabei ist die sogenannte gute Wahrnehmung. Dabei hört man auf, sich auf die Fehler des anderen zu konzentrieren, sondern forscht nach positiven Eigenschaften. Sie werden staunen, wie viel Positives Sie dabei am anderen entdecken können.

Ergänzungsblüten (Seite 23): Impatiens, Holly, Rock Water, Vervain, Vine, Water Violet, Willow

BEECH-TYP

»Ich bin ein äußerst kritischer Mensch.«

TIPP

Bei körperlichen Beschwerden wie Allergien können Sie ebenfalls die Blüte Beech wählen. Sie hilft, die Toleranz des Körpers gegenüber allergischen Substanzen zu verbessern.

CENTAURY-TYP

»Ich sage oft Ja, obwohl ich Nein denke.«

Centaury – Tausendgüldenkraut

»Ein Nein zur rechten Zeit erspart viel Widerwärtigkeit.«

Sprichwort

Verhaltensmerkmale: Gehören Sie zu den hilfsbereiten Menschen, die anderen nur ungern eine Bitte abschlagen? Sind Sie bekannt für Ihre Gutmütigkeit? Können Sie schlecht Nein sagen, auch wenn Sie merken, dass Sie dann selbst zum Beispiel in zeitliche oder finanzielle Schwierigkeiten geraten? Vielleicht fühlen Sie sich oft müde, überfordert und ausgenutzt, und trotzdem fällt es Ihnen schwer, die Wünsche oder Bitten der anderen zurückzuweisen, aus Angst sie zu verletzen.

Dahinter steckt meistens ein altes Programm, das Sie in der Kindheit gelernt haben: »Wenn du nicht machst, was ich will, dann bist du böse und ich hab dich nicht mehr lieb.« Vielleicht ist Ihnen ja auch der Satz vertraut: »Kinderwillen frisst die Katz.« Menschen mit dieser Prägung können nicht gut Nein sagen, aus unbewusster Angst, der Zurückgewiesene könnte ihnen die Sympathie oder Zuwendung entziehen. Dadurch sind sie leicht durch andere zu beeinflussen und haben oft Schwierigkeiten, wirklich ihr Leben zu leben. Die Schwäche, nicht Nein sagen zu können, kann dazu führen, dass sie nicht das tun, was für sie und ihre Bedürfnisse wichtig ist. So kann es vorkommen, dass sie, weil der Partner es so will, an Urlaubsorte fahren, an denen sie sich eigentlich nicht wohl fühlen. Oder sie übernehmen ein elterliches Unternehmen, obwohl sie eigentlich lieber einen ganz anderen Beruf ergreifen möchten. Auch im Alltag, in weniger wichtigen Situationen, fällt es ihnen schwer, sich durchzusetzen und ihre Meinung zu vertreten. Der Endzustand ist manchmal so, dass sie sich gar nicht mehr nach ihren eigenen Bedürfnissen fragen. Sie lassen sie nicht mehr zu, weil sie unbewusst spüren, dass ihre Kraft nicht ausreicht, diese durchzusetzen. Kein Wunder, wenn dabei auch die Lebensfreude abhanden kommt. Eine besondere Rolle spielt das Nichtneinsagenkönnen auch beim Umgang mit Kindern. Eltern mit dieser Schwäche, insbesondere Müttern, fällt es schwer, konsequent zu sein und Verbote deutlich auszusprechen.

TIPP

Nicht nur für Sie selbst ist es gut, Nein sagen zu können, auch Ihre Freunde profitieren davon, denn sie wissen dann, dass Ihr Ja ein echtes Ja und kein Jein ist.

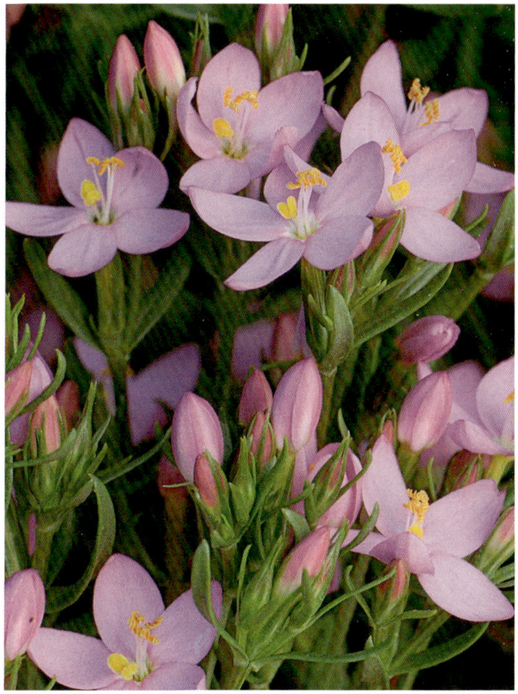

Centaury stärkt die Fähigkeit, Nein zu sagen.

So kann sich Ihr Leben positiv verändern: Die Bach-Blütenessenz Centaury kann Ihnen helfen, Ihre Fähigkeit zum Neinsagen zu entwickeln. Dazu ist es wichtig, dass Sie es ganz bewusst jeden Tag an weniger wichtigen Dingen üben, wie zum Beispiel beim Einkaufen. Auf die Frage der Verkäuferin, ob es nicht etwas mehr sein darf, antworten Sie versuchsweise mit einem Nein. Beim nächsten Anruf einer Freundin, die Sie zu etwas überreden möchte, auf das Sie keine Lust haben, sagen Sie einfach ohne weitere Begründung: »Nein, tut mir leid, ich habe heute keine Lust, gerne ein anderes Mal.« Sie werden überrascht sein, dass es Ihnen niemand übel nimmt, wenn Sie Nein sagen und Ihre eigene Meinung vertreten. Im Gegenteil, Sie werden mehr Achtung erfahren. Nur wenn Sie lernen, im richtigen Augenblick Nein zu sagen, können Sie Ihr Leben nach Ihren Vorstellungen und Bedürfnissen leben.
Auch in der Kindererziehung werden Sie eine Veränderung beobachten. Möchten Sie Ihrem Kind etwas verbieten, dann ist die Formulierung »Nein, ich möchte, dass du das lässt« viel wirkungsvoller als das unverbindliche »Lass das, man macht das nicht«. Die Erfahrung zeigt, dass Kinder auf die klare Aussage mit dem Nein deutlich besser reagieren.
Im Berufsleben wird Ihnen das Neinsagen ebenfalls leichterfallen. Dabei ist es allerdings von Bedeutung, wie Sie die Ablehnung äußern. Denn einerseits möchten wir uns vor Überlastung schützen, anderseits wollen wir uns unsere Chancen nicht verderben. So sollten wir etwa eine zusätzliche Arbeit mit dem Hinweis ablehnen, dass wir die vorhandene Arbeit sorgfältig erledigen wollen und deshalb für die zusätzliche keine Zeit haben, es sei denn, etwas anderes kann dafür liegenbleiben.
Ergänzungsblüten (Seite 23): Cerato, Chestnut Bud, Honeysuckle, Larch, Mimulus

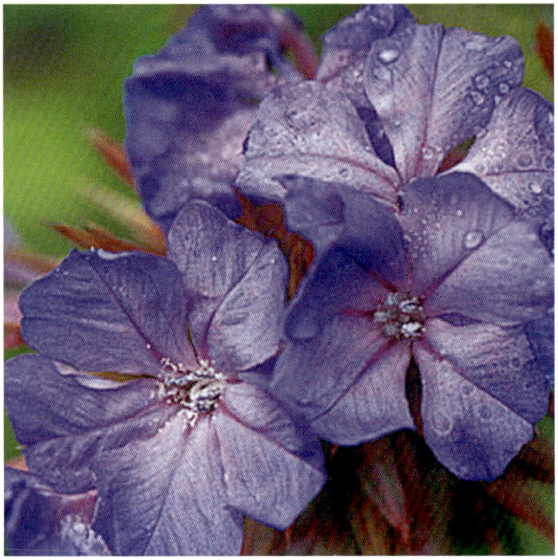

Cerato hilft, die innere Stimme wahrzunehmen und auf sie zu vertrauen.

Cerato – Bleiwurz

»Wie Wasser in der Tiefe ist der Rat im Herzen des Menschen: Der Verständige schöpft ihn herauf.« Jüdische Weisheit

Verhaltensmerkmale: Fragen Sie häufig andere Menschen um Rat? Fühlen Sie sich bei Entscheidungen oft unsicher und veranstalten Umfragen wie »Was würdest du an meiner Stelle machen?«? Lassen Sie sich leicht von der Meinung anderer beeinflussen, um später festzustellen, dass Ihre eigene die richtige gewesen wäre? Sie möchten zum Beispiel eine Hose kaufen, entscheiden sich spontan für eine blaue, kaufen aber auf Rat der Verkäuferin eine grüne. Anschließend stehen Sie daheim vor dem Spiegel und ärgern sich. Die blaue Hose wäre nämlich viel passender gewesen, und eigentlich haben Sie es auch gewusst. So geht es Ihnen in vielen Situationen. Spontan bilden Sie sich Ihre Meinung, aber Sie trauen ihr nicht. Sie besitzen eine Menge Intuition, um richtige Entscheidungen treffen zu können, doch es fehlt Ihnen das Vertrauen in Ihre innere Instanz. Sie ärgern sich zwar immer wieder über Ihre Entscheidungen und werden zunehmend unsicherer, finden aber nicht den Mut, Ihren eigenen Vorstellungen zu vertrauen und sie zielstrebig zu verwirklichen.

So kann sich Ihr Leben positiv verändern: Hier kann die Bach-Blütenessenz Cerato Hilfe bringen. Fassen Sie sich ein Herz und geben Sie Ihrer Intuition eine Chance. Fragen Sie bei Entscheidungen immer auch Ihren Bauch. Das gelingt am besten, wenn Sie sich hinsetzen, die Augen schließen und sich die Folgen der zu treffenden Entscheidung vorstellen. Dann versuchen Sie zu spüren, wie Sie sich dabei fühlen. Ein gutes Gefühl heißt: Es ist okay; ein schlechtes bedeutet: Lass es lieber. Cerato wird Sie dabei unterstützen. Sie werden von Entscheidung zu Entscheidung sicherer werden und überrascht sein, wie gut Ihre innere Stimme Sie berät.

Ergänzungsblüten (Seite 23): Chestnut Bud, Larch, Mimulus

CERATO-TYP

»Ich bin häufig unsicher und frage um Rat.«

Cherry Plum – Kirschpflaume

»Jede Krise hat nicht nur ihre Gefahren, sondern auch ihre Möglichkeiten.« Martin Luther King

CHERRY-PLUM-TYP
»Ich fürchte meine explosiven Wutanfälle.«

Verhaltensmerkmale: Haben Sie bisweilen Angst vor Ihren eigenen Gefühlsausbrüchen? Neigen Sie zu Jähzorn oder unbeherrschten Temperamentsausbrüchen und sind über die Heftigkeit selbst erschrocken? Haben Sie Angst, die Kontrolle über Ihre Gefühle zu verlieren und dann sich oder anderen etwas anzutun? Oder Sie spüren, dass Sie kurz vor einem Nervenzusammenbruch stehen? Dann gehören Sie wahrscheinlich zu den Menschen, die ihre Gefühle nicht sofort äußern können, besonders Ärger und Wut werden lange Zeit runtergeschluckt. Sie spüren, wie der innere Druck wächst, und fürchten, die unterdrückten Gefühle könnten sich eines Tages gewaltsam und zerstörerisch Bahn brechen, ähnlich den Wassermassen eines Stausees, dessen Damm dem Druck nicht standhält. Meistens führt dann ein nichtiger Anlass zu dem gefürchteten Wutausbruch. Vielleicht mussten Sie schon als Kind lernen, Ihre Gefühle zu unterdrücken. Denn häufig wird Kindern ihre lautstarke Lebensfreude zum Beispiel aus Rücksicht auf lärmempfindliche Nachbarn abtrainiert. Bei stark emotional veranlagten Menschen führen diese Unterdrückungsmechanismen oft zu einem Gefühlsstau. Daher rührt wahrscheinlich Ihre Angst, Ihren Gefühlen mal freien Lauf zu lassen.

So kann sich Ihr Leben positiv verändern: Cherry Plum hilft Ihnen, Ihre Gefühle zu zeigen oder auszusprechen, so wie Sie sie im Augenblick empfinden. Dadurch werden Sie sicher kein unbeherrschter Mensch, sondern einer, der seine Gefühle kontrollieren und loslassen kann – genau wie es für Sie richtig ist.

Ergänzungsblüten (Seite 23): Honeysuckle, Star of Bethlehem

Cherry Plum erleichtert es, Gefühle zu zeigen, statt sie zu unterdrücken.

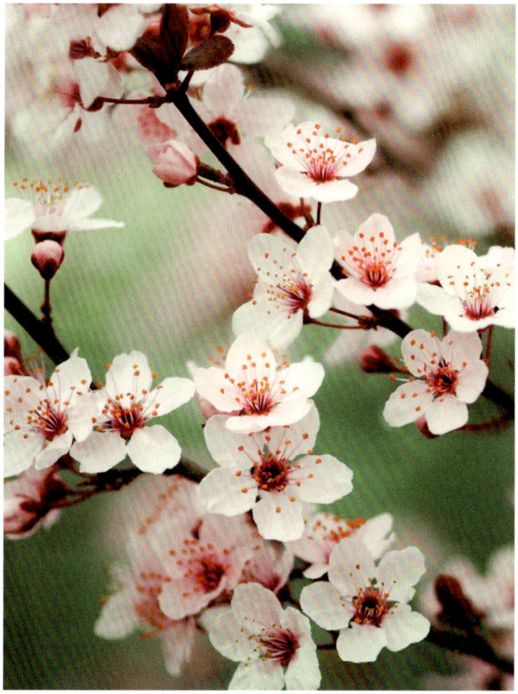

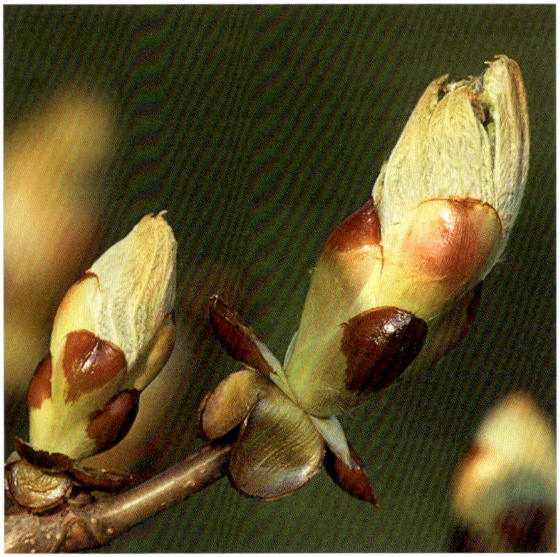

Chestnut Bud unterstützt als »Lernblüte« die Fähigkeit, aus Fehlern zu lernen.

Chestnut Bud – Knospe der Rosskastanie

»Wer ein schlechtes Gedächtnis hat, wird seine Fehler immer wiederholen.« Indische Weisheit

Verhaltensmerkmale: Gehören Sie auch zu den Menschen, die regelmäßig unter Druck geraten, wenn sie einen festen Termin einhalten müssen? Obwohl Sie anfangs genügend Zeit hatten, sind Sie zuletzt dann doch wieder in Zeitnot. Irgendetwas scheint Ihnen immer dazwischenzukommen – ein Telefonat, ein Nachbar, ein Kollege oder etwas, das Sie plötzlich noch erledigen wollen.

Fahren Sie zum Beispiel häufiger an denselben Urlaubsort, auch wenn Sie sich jedes Mal ärgern und deshalb schwören »Nie wieder!«? Haben Sie Schwierigkeiten, sich Dinge zu merken? Geraten Sie oft in ähnliche Situationen, die Sie eigentlich vermeiden wollen, beispielsweise das Suchen von Schlüsseln oder Ausweis? Für Außenstehende scheint es so, als ob Sie aus negativen Erfahrungen oder Fehlern nichts lernen können beziehungsweise keine Konsequenzen ziehen. Sie nehmen sich zwar immer vor, sich beim nächsten Mal anders zu verhalten, doch dann fehlt Ihnen die Energie oder es verlässt Sie die Motivation, Ihre Vorsätze zu verwirklichen. Die Ursache für diese negativen Wiederholungen könnte sein, dass Sie sich und die Dinge, die Sie betreffen, nicht wichtig genug nehmen.

So kann sich Ihr Leben positiv verändern: Die Erfahrung zeigt, dass sich für uns Situationen so lange wiederholen, bis wir unsere Lektion gelernt haben. Wir werden immer wieder vor das gleiche Problem gestellt, bis wir bereit sind, daraus die für unser Verhalten beziehungsweise unsere Entwicklung wichtigen Konsequenzen zu ziehen. Die Blütenessenz Chestnut Bud, auch Lernblüte genannt, kann Ihnen dabei helfen, Ihre Verhaltensmuster zu erkennen, aus den Fehlern zu lernen und sie positiv für sich zu nutzen.

Ergänzungsblüte (Seite 23): Larch

CHESTNUT-BUD-TYP

»Ich weiß, was ich ändern möchte, aber trotzdem schaffe ich es nicht.«

Chicory – Wegwarte

»Die wahre Liebe: Ein Gewebe von Bindungen, das einen werden lässt.« Antoine de Saint-Exupéry

CHICORY-TYP
»Ich kümmere mich zu viel um andere.«

Verhaltensmerkmale: Sind Sie immer im Einsatz für Ihren Partner oder Ihre Familie? Leiden Sie sehr darunter, dass sich Ihre erwachsenen Kinder so wenig um Sie kümmern? Haben Sie häufiger das Gefühl, dass Ihr Engagement zum Wohle der Familie oder anderer Menschen zu wenig Anerkennung findet? Fühlen Sie sich manchmal von allen ungeliebt und ausgenutzt?

Dann teilen Sie das Schicksal vieler Menschen, vor allem aber von Eltern, die bereit sind, sich total aufzuopfern. Dabei folgen Sie jedoch Ihren Vorstellungen von Gut und Böse. Nach diesen Vorstellungen versuchen Sie, Ihre Angehörigen oder andere Menschen zu lenken und zu formen. Wenn dabei Ihre gut gemeinten Ratschläge keine Gegenliebe finden, fühlen Sie sich enttäuscht, frustriert und unglücklich. Zu dieser Enttäuschung kommt häufig auch das Gefühl des Ausgenutztwerdens. Für alle Mühe, die Sie sich im Einsatz für andere geben, erhalten Sie Ihrer Meinung nach zu wenig Dank und Zuwendung. Und gerade Liebe und Zuwendung sind Ihnen besonders wichtig. Am liebsten möchten Sie ständig mit Ihrer Familie zusammen sein. Was Ihnen als natürliches mütterliches oder väterliches Bedürfnis erscheint, nämlich Einfluss zu nehmen zum Besten der Kinder, empfinden diese oft als Einengung und Belastung. Und da fängt es an, problematisch zu werden. Denn viele Eltern versuchen unbewusst, mit ihrem Gutsein und ihrer Opferbereitschaft emotionale Netze zu knüpfen, deren Maschen aus Dankbarkeit und moralischer Verpflichtung bestehen.

Chicory erleichtert das Loslassen von Kindern und Partnern.

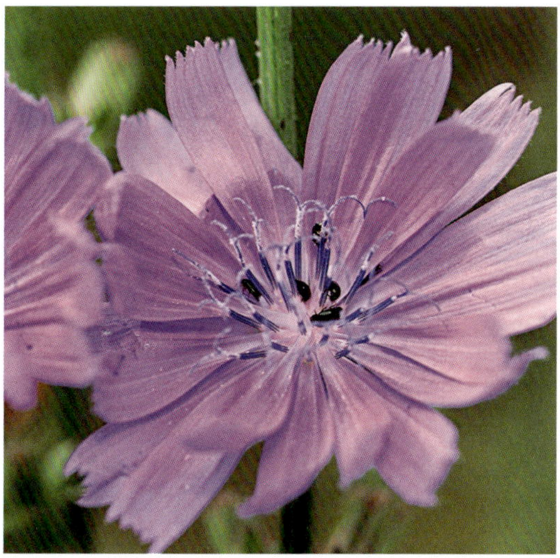

Zur Beziehung zwischen den Eltern und ihren Kindern schreibt Dr. Edward Bach in seinem Buch »Heile dich selbst« (Kapitel V): »Die Elternschaft ist eine heilige Pflicht, die ihrem

Wesen nach an die nächste Generation weitergegeben wird. Sie bringt nichts als Dienen mit sich und erwartet keinerlei Gegenleistung, außer dass die Jungen dereinst die gleiche Pflicht gegenüber der nächsten Generation erfüllen werden.« Mit anderen Worten, wenn Eltern etwas für ihre Kinder tun, sollten sie keinen Dank dafür erwarten. Falls sie sich ungefragt für ihre Kinder abrackern, dann geschieht dies aus eigenem Antrieb und oft gegen den Wunsch der Kinder. Warum sollten sich Kinder dann dankbar fühlen? Die häufig zu hörende Klage von Eltern »Was habe ich alles für meine Kinder getan, und das ist nun der Dank!« entspringt diesem Missverständnis. Wenn ich einem Menschen etwas schenken möchte, sollte ich frei sein von der Erwartung auf Gegenleistung, andernfalls wird aus dem Geschenk eine Ware, die zu bezahlen ist.

Das andere, häufig nicht nur bei Eltern verbreitete Missverständnis entsteht aus dem Anspruch, für den anderen, egal ob Partner oder Kind, immer das Beste zu wollen. Woher können wir wissen, was das Beste für einen anderen Menschen ist? Es wird immer das Beste aus unserer Sicht sein und damit subjektiv gefärbt und oft meilenweit entfernt vom Besten für den anderen. Vielleicht können diese Gedanken Sie ein wenig nachdenklich stimmen und dazu anregen, dass Sie versuchen herauszufinden – vielleicht im Gespräch mit Ihrem Partner oder Ihren Kindern – ob Sie vielleicht auch immer das Beste für die anderen im Blick haben und damit ungewollt Ihre Familie belasten.

So kann sich Ihr Leben positiv verändern: Die Bach-Blütenessenz Chicory kann Sie unterstützen, eine andere, vielleicht selbstlosere Eltern-Kind-Beziehung aufzubauen. Dazu gehört auch das Loslassen der Kinder. Chicory wird Ihnen die Kraft geben, akzeptieren zu lernen, dass Kinder ihre eigenen Wege gehen müssen, auch wenn diese nicht immer unseren Wünschen und Vorstellungen entsprechen. Setzen Sie Vertrauen in Ihre Kinder, das ist der größte Talisman, den Sie ihnen mitgeben können. Auch im Verhältnis zu Ihrem Partner kann Ihnen die Blütenessenz Chicory helfen, besser loszulassen und Ihre Fürsorge vorsichtiger zu dosieren.

Ergänzungsblüten (ab Seite 23): Beech, Red Chestnut, Vine

TIPP

Wenn Sie das Gefühl haben, dass Ihre Angehörigen sich nur noch selten bei Ihnen sehen lassen, sollten Sie prüfen, ob und wie weit Sie sich vielleicht – in gut gemeinter Absicht – zu stark in deren Leben einmischen.

Clematis – Weiße Waldrebe

»Was wir heute tun, entscheidet darüber, wie die Welt morgen aussieht.« Marie von Ebner-Eschenbach

Verhaltensmerkmale: Können Sie sich nur schwer konzentrieren, weil Ihre Gedanken in die Zukunft abschweifen? Bauen Sie gerne Luftschlösser? Malen Sie sich öfter Situationen aus, in denen es Ihnen gut geht und sich Ihre Probleme wie von selbst lösen? Träumen Sie häufig vom großen Glück im Lotto oder in der Liebe? Entfliehen Sie bei Schwierigkeiten leicht aus dem grauen Alltag in eine bunte Welt der Illusionen?

Träumen im wachen Zustand tut uns allen gut und ist Balsam für die Seele. Bei manchen Menschen wird derartiges Wach- oder Tagträumen jedoch manchmal zum Hauptinhalt ihres Lebens und dient als Abwehrmechanismus gegen alle Schwierigkeiten, die im täglichen Leben auftreten können. Anstatt nach einer konkreten Lösung in der Gegenwart zu suchen, fliehen diese Menschen mit ihren Gedanken in die Zukunft, in der es keine Probleme mehr für sie gibt. In der Realität bleiben ihre Probleme natürlich bestehen, weil sie nicht nach einer Lösung suchen. Das führt dann meistens zu neuen Schwierigkeiten, die wiederum die Flucht in die Scheinwelt verstärken. Sie laufen Gefahr, sich mehr und mehr von der Gegenwart zu lösen und jegliches Interesse an ihr zu verlieren. Auf ihre Mitmenschen wirken sie dann unkonzentriert, apathisch und teilnahmslos. Im ungünstigsten Fall erfolgt die »Problembewältigung« durch die Flucht in Alkohol und andere Drogen.

Daneben gibt es auch den vorübergehenden Zustand der geistigen Abwesenheit, der bei jedem von uns auftreten kann. Nämlich dann, wenn unsere Gedanken durch besondere Freude oder extremen Ärger, durch Schuld-

CLEMATIS-TYP

»Ich neige zu Tagträumen.«

Clematis stärkt die Aufmerksamkeit und das Konzentrationsvermögen.

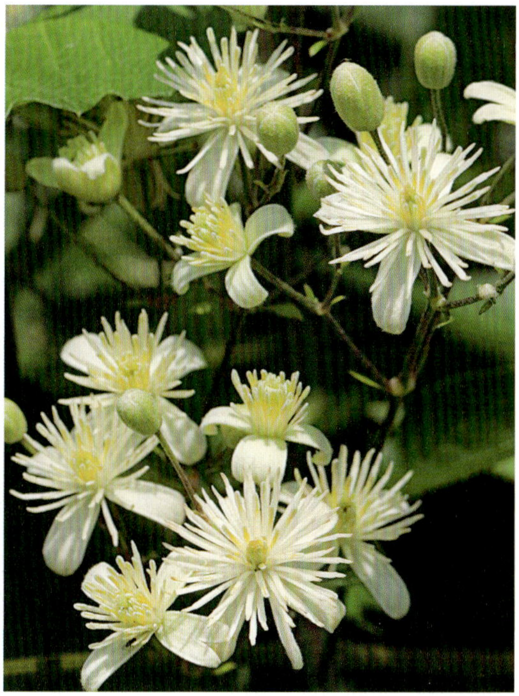

TIPP
Schon bei kleinen Kindern ist die Veranlagung zum Träumen zu erkennen. Spätestens in der Schule, wenn daraus echte Probleme wie Konzentrationsschwierigkeiten entstehen, sollten diese Kinder mit Clematis behandelt werden.

gefühle oder Eifersucht beeinträchtigt werden. Dann enteilen sie zu künftigen Ereignissen (falls Vergangenes die Gedanken beschäftigt siehe Honeysuckle), und wir werden unaufmerksam und unkonzentriert. Oder wir träumen im denkbar ungünstigsten Augenblick, zum Beispiel am Arbeitsplatz, in der Schule, im Auto. Wir erkennen den alten Freund nicht, der uns auf der Straße entgegenkommt, vergessen, aus dem Bus auszusteigen, oder fahren über eine Kreuzung, obwohl die Ampel Rot zeigt.
So kann sich Ihr Leben positiv verändern: Generell kann die Blüte Clematis uns helfen, unsere Gedanken unter Kontrolle zu bringen und uns besser auf die Gegenwart zu konzentrieren. Damit bekommen wir eine gesunde Beziehung zum realen Leben und können die Fähigkeit entwickeln, unsere Probleme im Hier und Jetzt zu lösen. In Fällen, in denen bereits eine Abhängigkeit von Alkohol oder Drogen besteht, kann die Blüte Clematis bei einer psychotherapeutischen Behandlung nur unterstützend wirken.
Ergänzungsblüte (ab Seite 23): White Chestnut

Crab Apple – Holzapfel

»Das Leben schafft Ordnung, aber Ordnung bringt kein Leben hervor.« Antoine de Saint-Exupéry

Verhaltensmerkmale: Kann Sie ein Fleck auf der Bluse oder Tischdecke aus der Fassung bringen? Brauchen Sie Sauberkeit und Ordnung, um sich wohl zu fühlen? Achten Sie sehr auf Ihr Äußeres, sodass ein Pickel im Gesicht Sie unglücklich machen kann? Fühlen Sie sich unsauber, wenn Sie nach einer schweißtreibenden Beschäftigung nicht sofort duschen können? Halten Sie sich bei Ihrer Arbeit oft mit Kleinigkeiten auf und verlieren dabei die große Linie? Sind Ihre Gedanken häufig von unwichtigen Dingen blockiert?
Dann gehören Sie vielleicht zu den Menschen, die sich zu sehr von Nebensächlichkeiten fangen lassen, denen es schwerfällt, Prioritäten zu setzen und zu erkennen, was wirklich von Bedeutung ist. Das spielt auch beim Umgang mit Sauberkeit und Ordnung eine Rolle. Bei manchen Menschen entwickelt sich eine fast krankhafte

CRAB-APPLE-TYP
»Es fällt mir schwer zu sehen, was wichtig ist.«

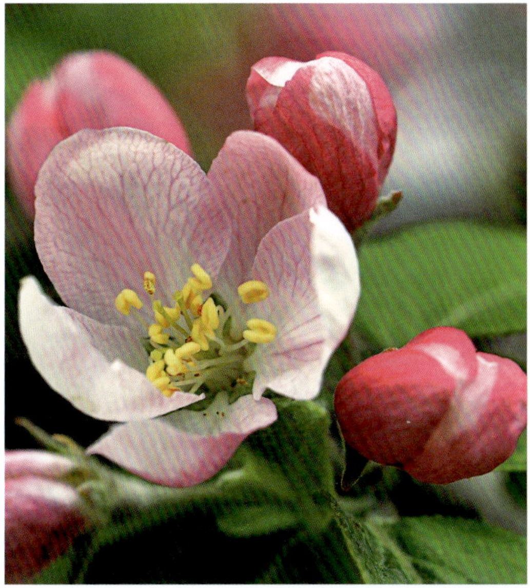

Crab Apple relativiert das starke Bedürfnis nach Sauberkeit und Ordnung.

Neigung, alles hundertprozentig sauber und ordentlich haben zu wollen, sie fühlen sich sonst körperlich und seelisch unwohl. Häufig steckt dahinter ein größeres seelisches Problem, das sich in Form einer Putzneurose äußert. Auch das Gefühl, äußerlich und innerlich beschmutzt zu sein, zum Beispiel durch optische Eindrücke, durch Gespräche, durch sexuellen Kontakt, durch Nahrung oder Kleidung, kann einen neurotischen Charakter haben. Dies ist nicht zu verwechseln mit dem berechtigten Gefühl, durch unsere Umwelt verunreinigt zu werden. Darüber klagen heute zunehmend auch seelisch völlig gesunde Menschen.

So kann sich Ihr Leben positiv verändern: Die Blütenessenz Crab Apple kann Ihnen helfen, ein Gefühl für richtige Relationen und Proportionen zu entwickeln und zu lernen, das Wichtige vom Unwichtigen zu unterscheiden. Das gilt für alle Situationen, mit denen wir ständig im Alltag konfrontiert werden, also auch für unseren Umgang mit Sauberkeit und Ordnung. Crab Apple, die Reinigungsblüte, wie sie häufig genannt wird, befreit Sie vom Gefühl des Unreinseins und relativiert Ihr Verhältnis zu Ordnung und Sauberkeit. Sie brauchen keine Angst zu haben – Crab Apple macht deshalb noch lange keinen schlampigen oder unordentlichen Menschen aus Ihnen, sondern lenkt Ihren Blick auf wichtigere Dinge und hilft Ihnen, das Wichtige vom Unwichtigen zu unterscheiden. Wenn zum Beispiel Ihre Kinder mit schmutzigen und nassen Schuhen nach Hause kommen, werden Sie Ihre Aufmerksamkeit weniger den schmutzigen Sachen schenken, als vielmehr der Tatsache, dass die nassen Schuhe zu kalten Füßen und damit zu Erkrankung führen können, wenn Sie nicht rechtzeitig etwas dagegen unternehmen. Beim Vorliegen einer Putzneurose ist meistens eine psychotherapeutische Behandlung sinnvoll. Hierbei kann Crab Apple unterstützend wirken.

Ergänzungsblüten (ab Seite 23): Beech, Rock Water

Elm – Ulme

ELM-TYP
»Ich zweifle plötzlich an meinen Fähigkeiten.«

»Der Mut besteht nicht darin, dass man die Gefahr übersieht, sondern dass man sie sehend überwindet.« Jean Paul

Verhaltensmerkmale: Fühlen Sie sich plötzlich erdrückt von Ihrer Arbeit und der Verantwortung, die Sie zu tragen haben? Sind Sie auf einmal mutlos, weil Sie glauben, dass Ihre Bemühungen umsonst sind und Sie keinen Erfolg haben werden? Fühlen Sie sich spontan überfordert von Ihrer augenblicklichen Situation, obwohl Sie solche Aufgaben bisher immer gemeistert haben? Vielleicht kennen Sie dieses Gefühl, nichts mehr zu wissen oder zu können.
Normalerweise sind Sie sehr wohl in der Lage, Ihre Frau oder Ihren Mann zu stehen. Sie besitzen die nötigen Fähigkeiten wie Intuition, Intelligenz, Ausdauer und können leisten, was von Ihnen gefordert wird. Sie lieben Ihre Arbeit und machen sie auch sehr gut. Doch wie aus heiterem Himmel, meist vor einer neuen Aufgabe, beginnen Sie an sich zu zweifeln und werden mutlos. Sie fühlen sich schwach und erschöpft. Sie haben auf einmal das furchtbare Gefühl, den Anforderungen nicht gewachsen zu sein und nichts mehr leisten zu können. Durch diese Versagensangst wird ein Stressprogramm gestartet, das Ihre Denkfähigkeit blockiert. Dadurch machen Sie tatsächlich Fehler und werden mutlos und verzweifelt.

Elm hilft bei Stress und Überforderungsgefühlen.

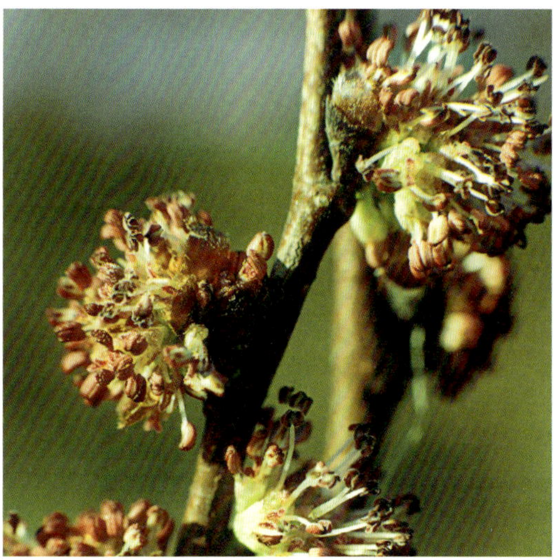

So kann sich Ihr Leben positiv verändern: Meist ist dieser Zustand nur vorübergehend und hält nicht lange an. Mithilfe der Blütenessenz Elm können Sie ihn jedoch rascher beenden. Sie finden zurück zu Ihrem Selbstvertrauen und der gewohnten Sicherheit. Dadurch wird auch das Stressprogramm in Ihrem Inneren gestoppt und Sie fühlen sich wieder fähig, die geforderten Leistungen zu erbringen. Entsprechend wächst die Zuversicht, die übernommene Aufgabe gut bewältigen zu können.
Ergänzungsblüten (Seite 23):
Gentian, Larch, Olive

Gentian – Herbstenzian

»Mißtrauen ist eine schlechte Rüstung, die mehr hindern als schirmen kann.« Lord Byron

GENTIAN-TYP
»Ich sehe häufig alles zu schwarz.«

Verhaltensmerkmale: Lassen Sie sich leicht entmutigen, wenn unvorhergesehene Schwierigkeiten auftauchen? Erwarten Sie stets, dass etwas nicht klappen wird, obwohl die Wahrscheinlichkeit dafür nur 50 Prozent ist? Sie haben sich zum Beispiel um einen Job beworben und müssen zum Vorstellungsgespräch. Rechnen Sie dann damit, dass Sie den Job sowieso nicht bekommen werden? Oder Sie planen mit Freunden zu einem festen Termin eine Radtour. Einige Tage vorher geht etwas an Ihrem Fahrrad kaputt, und es muss repariert werden. Ist dann Ihr erster Gedanke, es wird sowieso nicht klappen, denn so schnell kann der Schaden sicher nicht behoben werden? Vielleicht ist Ihnen auch die folgende Situation vertraut: Noch bevor Sie den Befund einer ärztlichen Untersuchung kennen, überlegen Sie schon, was Sie machen werden, wenn das Ergebnis schlecht ist.

Ein »böses« Sprichwort sagt: »Rechne immer mit dem Schlimmsten, dann kannst du nicht enttäuscht werden.« Wenn Ihnen diese Art von Verhalten bekannt vorkommt, dann reihen Sie sich wahrscheinlich ein in die große Gruppe der Menschen, die mit einer eher pessimistischen Einstellung durchs Leben gehen. Sie sind oft auch melancholisch bis depressiv veranlagt und können nicht glauben, dass sie auch einmal Glück haben werden. Entsprechend negativ ist der Blickwinkel, unter dem Sie alle Dinge betrachten. Das kann dazu führen, dass Sie nur noch die Ereignisse registrieren, die Ihre negative und skeptische Haltung bestätigen. Sie merken sich zum Beispiel nur die Tage, an denen Sie im Supermarkt wie üblich in der »falschen« Schlange gewartet haben, die überhaupt nicht vorankam. Die anderen Tage, an denen Sie an der »richtigen« Kasse standen,

Gentian wirkt gegen Pessimismus, fördert Vertrauen und Zuversicht.

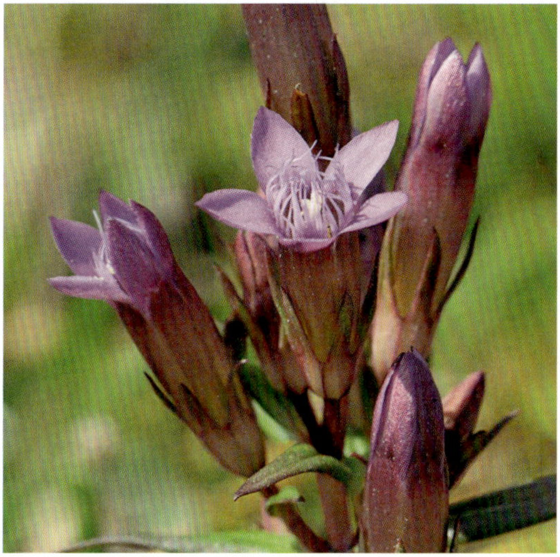

werden nicht registriert. Das Beispiel lässt sich beliebig auf alle Bereiche des Lebens übertragen. Durch diese Art der Wahrnehmung beweisen sich pessimistische Menschen unbewusst, dass ihre negative Erwartung zu Recht besteht, dass sie eben meistens Pech haben. Sie sind unglücklich, dass bei ihnen wieder etwas schiefgeht, und können nicht erkennen, dass auch die schiefgelaufenen Situationen oft einen positiven Aspekt haben. Es ist, als trügen sie eine dunkle Brille, die keine positiven Bilder durchlässt. Diese negative Erwartungshaltung wird leider auch oft auf die eigenen Kinder übertragen, die sich am Verhalten der Eltern orientieren und sich dann selbst zu kleinen Pessimisten entwickeln können.

So kann sich Ihr Leben positiv verändern: Wenn Sie aus Ihrem negativen »Programm« aussteigen möchten, sollten Sie die Blütenessenz Gentian einnehmen, auch wenn Sie als echter Pessimist wahrscheinlich nicht erwarten, dass sie Ihnen hilft. Sie wird den positiven Anteil Ihres Denkens unterstützen und Ihre Wahrnehmung schärfen für all die schönen Dinge, die sich auch in Ihrem Leben täglich ereignen. Sie werden die dunkle Brille, durch die Sie bisher alles betrachtet haben, abnehmen können.

Optimismus ist bis zu einem gewissen Punkt erlernbar, selbst eingefleischte Pessimisten können positives Denken trainieren. Wenn Sie sich dabei ertappen, dass Sie denken: »Es klappt sowieso nicht«, dann machen Sie sich sofort bewusst, die Wahrscheinlichkeit, dass diese negative Annahme eintrifft, ist immer nur 50 Prozent. Sagen Sie sich dann: »Es kann auch klappen, denn das ist genauso wahrscheinlich. Deshalb höre ich jetzt auf, daran zu denken, und warte erst mal ab.« Überlegen Sie außerdem jeden Abend: Was hat an diesem Tag alles geklappt, was war positiv für mich, wo hatte ich Erfolg? Auf diese Weise lernen Sie auch die positiven Momente des Lebens in Ihrem Gedächtnis abzuspeichern.

Neben dem chronischen Zustand des Schwarzsehens gibt es immer wieder aktuelle Situationen, in denen wir uns verzagt und entmutigt fühlen, etwa bei Krankheiten, Prüfungen, Trennungen. Auch hier kann Gentian helfen, diese Gegebenheiten mit Mut und Zuversicht zu meistern.

Ergänzungsblüten (Seite 23): Honeysuckle, Larch, Mimulus, Willow

TIPP

Treten bei einer Krankheit unerklärliche Rückfälle oder Verzögerungen auf, können Sie mit Gentian die Überzeugung von der Heilung stärken und damit Ihre Gesundung unterstützen.

Gorse – Stechginster

»Glaube ist der Vogel, der singt, wenn die Nacht noch dunkel ist.« Rabindranath Tagore

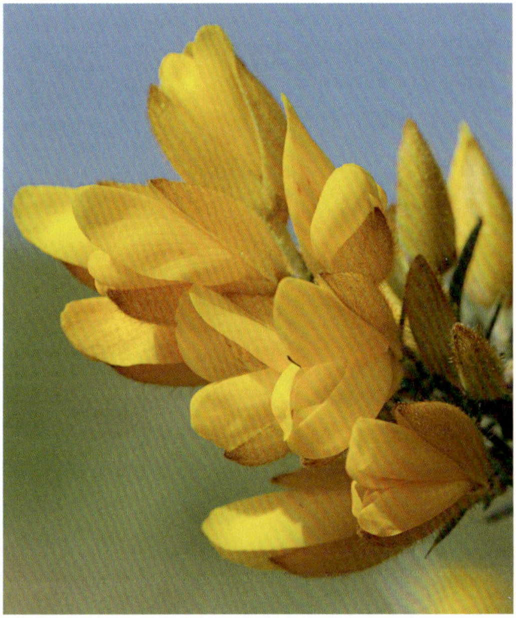

Gorse hilft, Zustände von Hoffnungslosigkeit zu überwinden.

Verhaltensmerkmale: Fühlen Sie sich zur Zeit hoffnungslos und entmutigt, weil Ihre Pläne fehlgeschlagen sind? Sind Sie sehr krank und haben jede Hoffnung verloren, dass Ihnen noch irgendetwas helfen kann? Stecken Sie in einer persönlichen Krise und glauben nicht mehr, dass sich für Sie alles noch zum Guten wenden wird? Erscheint Ihnen Ihre augenblickliche Situation ausweglos und Sie halten es für nutzlos, noch einmal einen Anlauf zu nehmen, um sie zu verändern? Dann befinden Sie sich wahrscheinlich in einem Zustand tiefster Resignation. Wenn Sie noch irgendetwas unternehmen, um Ihre Lage zu verändern, so geschieht dies im Allgemeinen nicht aus eigenem Antrieb, sondern nur auf Druck von Freunden oder Angehörigen. Sie selbst haben sich vollkommen in Ihr Schicksal ergeben. »Ich kann doch nichts ändern, damit muss ich leben«, diese oder ähnliche Aussagen sind häufig von Ihnen zu hören. Auf den ersten Blick wirkt diese Akzeptanz der Situation vielleicht wie das Abgeklärtsein eines Weisen, der ohne zu hadern sein Schicksal annimmt. Doch bei genauerem Hinsehen stellt sich heraus, dass das Abgeklärtsein in Wirklichkeit Hoffnungslosigkeit und Resignation ist, denn es fehlen Zufriedenheit und Lebensfreude. Beide aber sind die Voraussetzung für ein gesundes und glückliches Leben.

So kann sich Ihr Leben positiv verändern: Trotz des Gefühls, dass alles sowieso keinen Sinn mehr hat, sollten Sie die Bach-Blütenessenz Gorse einnehmen. Sie kann das verlöschende Fünkchen Hoffnung in Ihnen wieder entfachen. Vielleicht ist es Ihnen dann möglich, Ihre Situation neu anzuschauen und dabei einen Ausweg aus Ihren Schwierigkeiten zu entdecken.

Ergänzungsblüte (Seite 23): Star of Bethlehem

GORSE-TYP

»Ich habe alles versucht, es wird sich nichts ändern.«

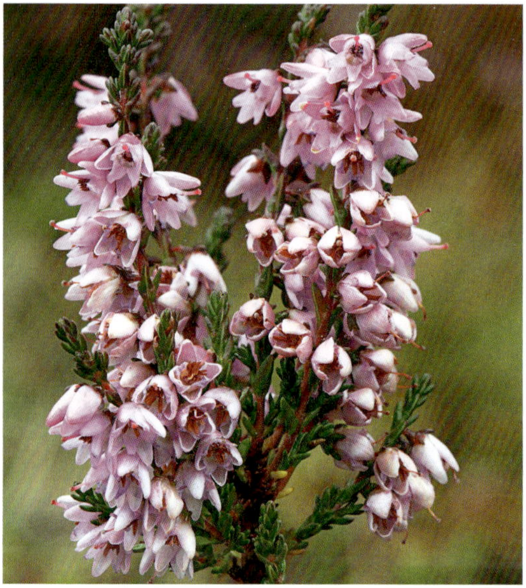

Heather fördert Verständnis und Anteilnahme für andere.

Heather – Heidekraut

»Nicht der Egoismus als solcher ist unsittlich, sondern nur das Übermaß desselben.«

Rudolf von Jhering

Verhaltensmerkmale: Fällt es Ihnen schwer, allein zu sein? Brauchen Sie stets jemanden, mit dem Sie über sich und Ihre Probleme sprechen können? Haben Sie das Gefühl, dass andere Ihnen nicht aufmerksam genug zuhören? Kommt es vor, dass Freunde den Kontakt abbrechen und Sie wissen nicht warum? Finden Sie zu wenig Zeit, sich um andere zu kümmern?
Dann gehören Sie wohl zu den Menschen, die von anderen die volle Aufmerksamkeit fordern, selbst aber nur schlecht zuhören können. Wir sind oft zu sehr mit uns beschäftigt und haben für die Bedürfnisse der anderen wenig Interesse und Verständnis. Leider können wir unser egoistisches Verhalten nicht selbst erkennen und unsere Mitmenschen machen uns selten darauf aufmerksam, sie ziehen sich einfach zurück. Wir sind dann beleidigt und suchen die Schuld bei den anderen. Für Kinder ist diese Haltung normal, beim Erwachsenen zeigt sie jedoch, dass er in seiner seelischen Entwicklung auf der Stufe des Kindes stehen geblieben ist.
So kann sich Ihr Leben positiv verändern: Die Bach-Blütenessenz Heather kann Sie unterstützen, den Entwicklungsschritt vom Kind zum Erwachsenen zu vollziehen. Sie hilft Ihnen, Ihre selbstbezogene, kindlich fordernde Haltung zu erkennen und abzulegen. Gleichzeitig wird sich Ihre Sensibilität für die Bedürfnisse anderer Menschen entwickeln, Sie werden sich für andere interessieren und an ihnen Anteil nehmen können. Doch auch im Leben von Menschen, die anderen zugewandt sind und gut zuhören können, gibt es Situationen, in denen sie am liebsten nur über sich und ihre Schwierigkeiten reden möchten. Hier können Sie mit der Blüte Heather Ihr inneres Gleichgewicht schnell wiederherstellen.
Ergänzungsblüten (Seite 23): Chicory, Willow

HEATHER-TYP
»Ich stehe sehr gerne im Mittelpunkt.«

Holly – Stechpalme

»Wenn ich hasse, so nehme ich mir etwas, wenn ich liebe, so werde ich um das reicher, was ich liebe.« Friedrich Schiller

HOLLY-TYP

»Ich reagiere schnell gereizt und aggressiv.«

Verhaltensmerkmale: Geraten Sie leicht in Wut und sind oft unfreundlich zu Ihren Mitmenschen? Werden Sie schnell ärgerlich und ungehalten? Wirken Sie auf andere häufig gereizt und aggressiv? Neigen Sie dazu, schnell laut zu werden? Möchten Sie manchmal am liebsten alles kurz und klein schlagen? Gibt es Tage, an denen Sie mit dem falschen Fuß aus dem Bett steigen und den ganzen Tag ungerecht und ungenießbar sind? Ärgert Sie häufig die Fliege an der Wand? Platzen Sie manchmal förmlich vor Eifersucht oder Neid? Jedem von uns sind solche negativen Gefühle und Zustände bekannt, wenn auch in unterschiedlicher Ausprägung. Der eine etwa ist nur unfreundlich, während der andere in seiner Aggressivität sogar tätlich wird. Bei dem einen äußert sich die Eifersucht in dauernden Sticheleien, während der andere sich in einen rasenden Othello verwandelt.

Derartige Gefühle, ob ausgeprägt oder schwach entwickelt, haben alle eines gemeinsam: Wenn sie auftreten, sind Zuneigung oder Liebe gleichsam auf Urlaub. Solche lieblosen Zustände können unterschiedlich lange dauern: Minuten, Stunden, Tage – oder ein ganzes langes Leben.

Im Verlust der Liebe sah Dr. Bach die Ursache für alle negativen Gefühle wie Hass, Neid, Missgunst, Eifersucht, Aggressivität. Sie sind Auslöser für alles Schlimme, Grausame und Schmerzliche, das ständig in der Welt passiert.

So kann sich Ihr Leben positiv verändern: Mithilfe der Blütenessenz Holly können wir lernen, unsere negativen Gefühle zu erkennen und zu überwinden. Damit entsteht in uns Raum für die Liebe, und liebevoll werden wir uns dann unseren Mitmenschen und der Umwelt gegenüber verhalten können.

Ergänzungsblüten (Seite 23): Impatiens, Willow

Holly hilft gegen negative Gefühle wie Aggression, Eifersucht oder Neid.

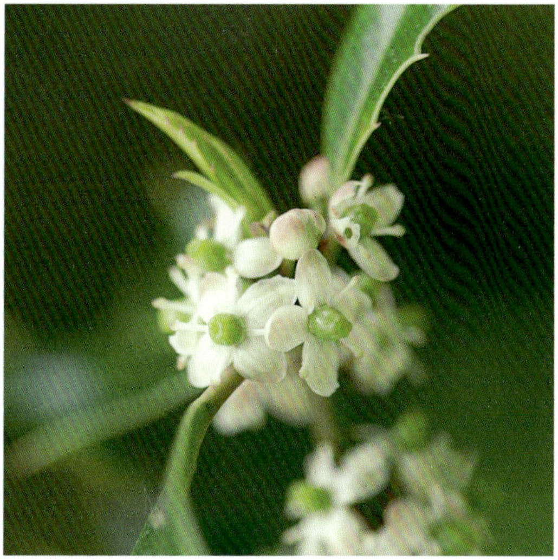

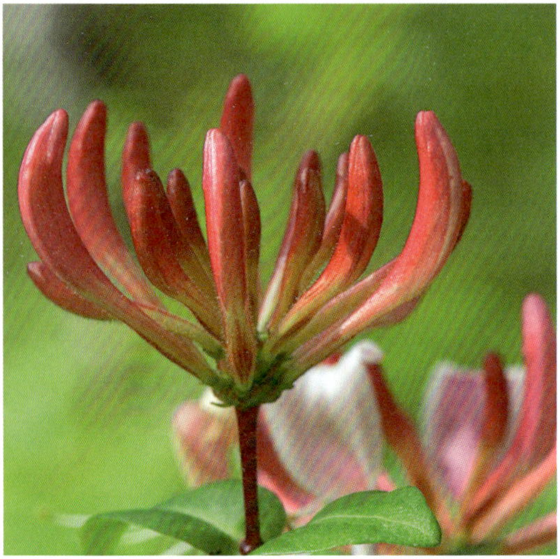

Honeysuckle hilft, Vergangenes abzuschließen.

Honeysuckle – Geißblatt

»Das Leben kann nur in der Schau nach rückwärts verstanden, aber nur in der Schau nach vorwärts gelebt werden.« Sören Kierkegaard

Verhaltensmerkmale: Fällt es Ihnen schwer, negative Erlebnisse zu vergessen? Sind Sie oft unkonzentriert, weil Ihre Gedanken zurück in die Vergangenheit wandern? Erinnern Sie sich im Detail an besonders schöne oder schlechte Zeiten und beschäftigen sich gedanklich immer wieder mit ihnen? Haben Sie das Gefühl, dass früher alles viel besser war als heute? Oder lässt Sie die Erinnerung an bedrohliche Situationen nicht mehr los? Neigen Sie zum Grübeln? Sind Sie deshalb oft unkonzentriert? Leiden Sie stark unter Heimweh? Fällt es Ihnen schwer, von Menschen und Dingen Abschied zu nehmen? Denken Sie oft an negative Erfahrungen mit Menschen oder Situationen und fürchten, dass sich alles wiederholen könnte? Dann sollten Sie bewusst üben, sich von Vergangenem zu lösen. Denn das Festhalten daran blockiert unser Handeln und unsere Entwicklung. Wenn ich etwa ständig Freunden nachtrauere, die ich durch einen Wohnortwechsel »verloren« habe, bin ich nicht in der Lage, neue zu gewinnen. Wenn ich mich permanent über eine Entscheidung ärgere, habe ich nicht die Kraft für neue Entscheidungen. Wenn ich mich ständig mit Schuldgefühlen über Versäumnisse plage, zerstöre ich meine innere Ruhe und Zufriedenheit.

So kann sich Ihr Leben positiv verändern: Das Leben gleicht einer Treppe. Erst wenn wir uns von einer Stufe lösen, können wir die nächste betreten, erst wenn wir Vergangenes loslassen, können wir etwas Neues beginnen. Die Blütenessenz Honeysuckle kann Sie dabei unterstützen, sich von den meist traurigen oder negativen Gedanken an die Vergangenheit zu trennen. Sie werden aufmerksam und konzentriert in der Gegenwart leben können.

Ergänzungsblüten (Seite 23): Chestnut Bud, Mimulus, Pine, Star of Bethlehem, White Chestnut

HONEYSUCKLE-TYP

»Ich kann Gedanken und Menschen schlecht loslassen.«

Hornbeam – Weißbuche

»Nie ist das menschliche Gemüt heiterer gestimmt, als wenn es seine richtige Arbeit gefunden hat.« Wilhelm von Humboldt

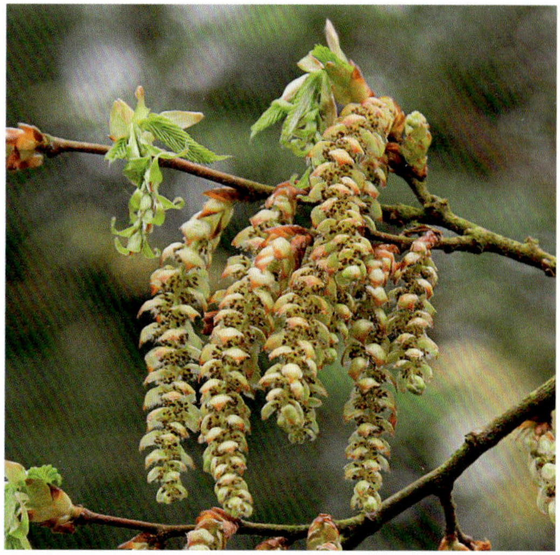

Hornbeam hilft, Startschwierigkeiten bei der Arbeit zu überwinden.

Verhaltensmerkmale: Können Sie sich oft nur schwer dazu aufraffen, eine Arbeit anzufangen? Doch wenn Sie endlich Ihren »inneren Schweinehund« überwinden, dann geht alles überraschend gut. Würden Sie sich morgens am liebsten die Bettdecke über den Kopf ziehen bei dem Gedanken an das, was Sie heute alles erledigen müssen? Wie ein riesiger Berg liegen Ihre Aufgaben vor Ihnen, und Sie fühlen sich zu schwach, alles zu bewältigen. Doch dann passiert das Erstaunliche: Am Abend haben Sie alles bestens geschafft. Hornbeam heißt auch das »Montagmorgen-Mittel«, weil diese Schwäche uns oft am Beginn einer neuen Woche überfällt. Vor allem, wenn gleichförmige Routinearbeiten oder nebensächliche Kleinigkeiten erledigt werden müssen, die mehr unser Gedächtnis als unseren Geist beanspruchen. Durch eine einseitige Beschäftigung entwickelt sich oft geistige Müdigkeit und Erschöpfung, die sich auch im Körper auswirkt. Wir fühlen uns dann insgesamt müde und schlapp. Obwohl körperliche oder andere geistige Aktivitäten unser Wohlbefinden verbessern würden, können wir uns nicht dazu aufraffen, einen Spaziergang zu machen oder Freunde zu besuchen. Wenn aber plötzlich von außen eine Abwechslung kommt, zum Beispiel durch einen unerwarteten Besuch oder eine andere Arbeit, ist das Schwächegefühl wie weggeblasen.

So kann sich Ihr Leben positiv verändern: Die Blütenessenz Hornbeam kann Ihnen helfen, Ihre Antriebsschwäche zu überwinden und Ihre Aufgaben zügig anzupacken. Sie spüren wieder geistige Frische und Klarheit. Vielleicht finden Sie auch etwas, das Abwechslung in Ihren Routinealltag bringt, etwa Kurse oder Veranstaltungen, die Ihre geistigen und körperlichen Aktivitäten fordern.

Ergänzungsblüten (Seite 23): Chestnut Bud, Mustard, Olive

HORNBEAM-TYP

»Ich schiebe oft meine Arbeiten vor mir her.«

IMPATIENS-TYP

»Ich bin innerlich immer auf dem Sprung.«

Impatiens – Drüsentragendes Springkraut

»Geduld ist der Schlüssel zur Freude.« Arabisches Sprichwort

Verhaltensmerkmale: Geht es Ihnen oft auf die Nerven, wenn andere Menschen langsam reden oder überhaupt langsam sind? Fällt es Ihnen schwer, in einer langen Schlange im Supermarkt zu warten und dann noch mit ansehen zu müssen, wie ein Kunde beim Bezahlen jeden Cent einzeln im Portemonnaie sucht? Beenden Sie manchmal Sätze von anderen Menschen, die langsam sprechen? Nehmen Sie Ihren Kindern Dinge aus der Hand, um sie selbst zu erledigen, weil es Ihnen nicht schnell genug geht? Muss bei Ihnen alles immer sofort passieren? Sind Sie beim Spaziergang allen anderen immer einen Schritt voraus?

Dann gehören Sie wahrscheinlich zu den ungeduldigen Menschen, die mit Hast und Tempo durchs Leben eilen. Sie denken schnell, sie sprechen schnell und wirken nervös und gespannt, eigentlich immer bereit, loszustürzen oder zu explodieren. Das Zusammensein mit langsam reagierenden und handelnden Menschen stellt Sie auf eine harte Geduldsprobe. Aufgrund Ihrer schnellen Auffassungsgabe fühlen Sie sich oft überlegen und reagieren schnell gereizt und frustriert, wenn der andere Ihr Tempo nicht mithalten kann.

Die Problematik des ungeduldigen Menschen liegt im Umgang sowohl mit anderen als auch mit sich selbst. Beim Umgang mit anderen Menschen wird alles am eigenen Maßstab gemessen. Daraus können sich dann leicht Gefühle von Intoleranz und Überheblichkeit entwickeln. Der andere wird für dumm und unfähig gehalten. Es zeigt sich jedoch immer wieder, dass gerade der langsamere Mensch sich mehr Zeit nimmt, den Dingen auf den Grund zu gehen, das heißt, er kann mit mehr Überlegung und Genauigkeit oft mehr Tiefgang entwickeln als der ungeduldige schnelle, der leicht an der Oberfläche bleibt.

TIPP

Durch Entspannungstechniken wie Autogenes Training oder Yoga können Sie die Wirkung von Impatiens unterstützen.

Beim Umgang mit sich selbst gönnt sich der schnelle, hektische Mensch wenig Ruhe. Körper und Seele finden selten Gelegenheit zur Entspannung. Immer angespannt, mit den Gedanken schon weit vorauseilend, verliert der von Ungeduld und Unrast getriebene Mensch oft die Fähigkeit, die Ruhe und Schönheit eines Augenblicks zu genießen. Häufig fällt es ihm schwer, entspannt auf einer Bank zu sitzen und Seele und Beine baumeln zu lassen. Als Folge dieser rastlosen Lebensweise können sich Muskelverspannungen und Verdauungsstörungen einstellen. Im Gegensatz zum bedächtigeren Menschen findet der Ungeduldige selten Zeit für tiefergehende Betrachtung oder Wahrnehmung einer Situation und anderer Menschen. In seiner Beurteilung ist er deshalb oft vorschnell und oberflächlich.

Auch im Umgang mit Kindern macht sich die Ungeduld störend bemerkbar, denn innere Unruhe und Hektik geben ein schlechtes Vorbild. Außerdem besteht die Gefahr, dass ungeduldige Eltern ihren Kindern nicht die Zeit geben, die die Kinder brauchen, um Dinge in dem für sie typischen Tempo zu machen. Wenn zum Beispiel eine ungeduldige Mutter ihrem Kind beim Schuheanziehen hilft mit der Bemerkung »Gib mal her, lass mich das machen«, dann vermittelt sie unbewusst ihrem Kind, dass es etwas falsch macht, und schwächt damit letztlich sein Selbstvertrauen.

So kann sich Ihr Leben positiv verändern: Die Blütenessenz Impatiens macht aus Ihnen natürlich keinen langsamen Menschen. Sie hilft Ihnen aber, Ihre innere Hektik und Unrast abzubauen und geduldiger zu werden mit anderen Menschen und auch mit sich selbst. Probieren Sie einmal aus, wie schön es sein kann, mit den Gedanken ganz im Augenblick zu bleiben. Sie werden vieles mit anderen Augen wahrnehmen, wenn Sie sich gelassen zurücklehnen und innerlich zur Ruhe kommen. Falls Sie Kinder haben, so profitieren diese ebenfalls von Ihrem veränderten Verhalten und freuen sich über eine Mutter oder einen Vater, die oder der nicht sofort ausrastet, wenn das Kind einmal nicht schnell genug reagiert.

Ergänzungsblüten (Seite 23):
Beech, Chestnut Bud

Impatiens wirkt gegen ungeduldiges und hektisches Verhalten.

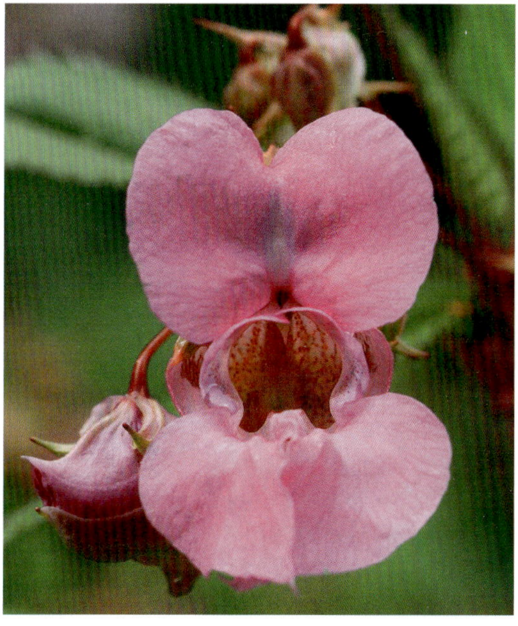

LARCH-TYP

»Ich bin mit mir unzufrieden und traue mir nichts zu.«

Larch – Lärche

»Wirf deine Angst ab, verlaß dich auf deine inneren Hilfsquellen, vertraue dem Leben, und es wird dir's vergelten. Du vermagst mehr als du denkst.« Ralph Waldo Emerson

Verhaltensmerkmale: Finden Sie, wenn Sie zum Beispiel auf einer Feier eingeladen sind, alle anderen Gäste interessanter oder attraktiver als sich selbst? Kommen Sie sich als Frau dann vor wie ein Mauerblümchen oder eine graue Maus? Sagen Sie manchmal lieber nichts aus Angst, es könnte falsch sein, um hinterher meistens festzustellen, dass es genau richtig gewesen wäre? Haben Sie bei vielem, was Sie tun möchten, das Gefühl, Sie schaffen es sowieso nicht? Sind Sie empfindlich gegen Kritik und fühlen sich oft persönlich angegriffen? Sind Sie besonders begierig, Lob und Anerkennung von anderen zu hören? Ist Ihnen wichtig, was andere Menschen über Sie denken oder sagen?

Dann gehören Sie wahrscheinlich zu der großen Gruppe von Menschen, die zu wenig Selbstvertrauen haben oder unter Minderwertigkeitsgefühlen leiden. Obwohl Sie genauso viel wie andere können, oft sogar mehr, trauen Sie es sich einfach nicht zu. Aus Angst, zu versagen oder sich zu blamieren, fangen Sie so manche Arbeit gar nicht erst an oder lehnen neue Aufgaben rundweg ab.

Sie fühlen sich anderen Menschen meist von vornherein unterlegen. Sie sind unzufrieden mit sich, mit Ihrem Aussehen und Ihren Fähigkeiten und möchten lieber sein wie andere Menschen, deren Talente, Erscheinungsbild oder Verhalten Sie sehr oft neidlos bewundern. Denn Neid gehört nicht zu Ihren Eigenschaften. Ihnen fehlt wahrscheinlich eine gute Portion Selbstwertgefühl mit der Fähigkeit, sich okay zu finden und zu akzeptieren.

Meistens entwickelt sich dieses Defizit schon in früher Kindheit. Wahrscheinlich sind Sie mit einer sensiblen Veranlagung in einer Umgebung aufgewachsen, in der Ihr Pflänzchen Selbstvertrauen nicht ausreichend Nahrung bekam. Das passiert häufig, wenn es den Eltern nicht gelingt, uns das Gefühl zu geben, dass wir okay sind – trotz aller Schwächen, die wir haben. Doch in Trauer daran festzuhalten und sich in Schuldzuweisungen zu ergehen, dass zum

GU-ERFOLGSTIPP

SELBSTVERTRAUEN STÄRKEN

Bauen Sie Ihr Selbstvertrauen auf, indem Sie sich jeden Abend direkt vor dem Einschlafen sagen: »Ich bin okay, ich bin liebenswert, auch ohne Leistung. Ich darf Fehler machen.« Diese Selbstsuggestion hilft Ihnen, auch wenn Sie nicht daran glauben. Sie müssen sie nur mindestens vier Wochen regelmäßig durchführen.

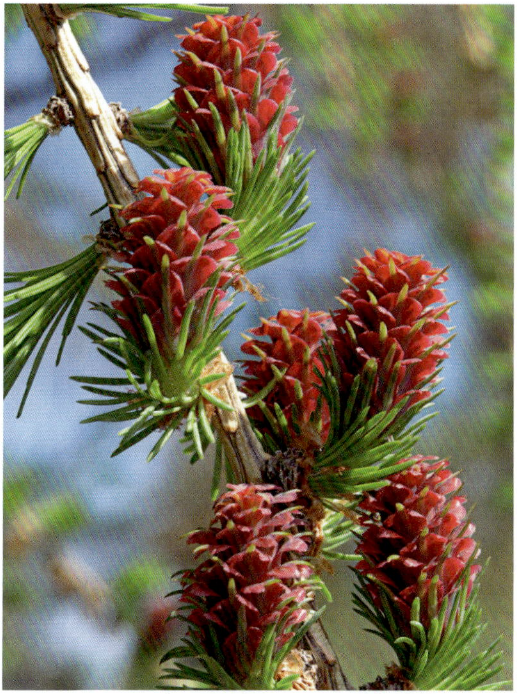

Larch unterstützt die Entwicklung des Selbstvertrauens.

Beispiel Vater oder Mutter alles falsch gemacht haben, bringt Sie in der Gegenwart nicht weiter und fördert auch nicht Ihr Selbstvertrauen. Besser ist es, damit anzufangen, das fehlende Selbstvertrauen selbst aufzubauen.

So kann sich Ihr Leben positiv verändern: Die Blütenessenz Larch hilft Ihnen dabei, in kleinen Schritten Ihre Angst vor Versagen oder Blamage zu überwinden – am besten in Kombination mit der Blüte Mimulus. Sie werden erleben, wie Ihr Selbstvertrauen allmählich wächst. Wenn Sie sich etwas zutrauen, werden Sie es auch schaffen, und das wird Ihr Selbstwertgefühl weiter stärken.

Fangen Sie an, sich zu loben für Dinge, die Sie gut gemacht haben. Auch in Ihrem Leben gibt es jeden Tag eine Menge davon. Sinnvoll ist es, abends kurz eine Bilanz zu ziehen: »Wer hat mich heute gelobt? Was habe ich heute geschafft?« Am besten ist es, wenn Sie sich das in einem kleinen Heft kurz notieren. Damit werden die positiven Erfahrungen besser im Unterbewusstsein abgespeichert. Zusätzlich sollten Sie auch immer auf eine aufrechte Körperhaltung achten. Das damit verbundene Körperbewusstsein kann den von der Blüte Larch angestoßenen psychischen Prozess unterstützen. Die aufrechte Wirbelsäule ist eines der wichtigsten Merkmale für unser Selbstvertrauen und eine selbstbewusste Haltung.

Neben den chronischen Zuständen von Minderwertigkeitsgefühlen gibt es auch akute Situationen, in denen wir uns wertlos fühlen. Wenn uns zum Beispiel der Partner verlässt oder wir vielleicht eine Arbeitsstelle nicht bekommen, kann sich leicht ein Gefühl der Minderwertigkeit einstellen, nicht selten begleitet von Verbitterung oder Eifersucht. In diesen Fällen hilft die Blütenessenz Larch am besten in Verbindung mit den Essenzen Holly oder Willow.

Ergänzungsblüten (Seite 23): Centaury, Cerato, Gentian, Holly, Honeysuckle, Mimulus, Pine, Star of Bethlehem, Willow

MIMULUS-TYP
»Ich bin ein sehr ängstlicher Mensch.«

Mimulus – Gefleckte Gauklerblume

»Freude und Angst sind Vergrößerungsgläser.« Sprichwort

Verhaltensmerkmale: Gehören Sie auch zu den Menschen, die sich vor jedem Zahnarztbesuch fürchten, die bei Gewitter unruhig werden oder die unter Prüfungsängsten leiden? Vielleicht haben Sie aber auch Angst vor der Zukunft, vor der Dunkelheit, vor dem Altwerden, vor Krankheit oder vor fremden Menschen und neuen Situationen? Es gibt unzählige Ängste dieser Art.

Für alle ist typisch, dass man genau beschreiben kann, wovor man sich fürchtet, und dass es immer um die eigene Person geht. Wir haben Angst davor, dass etwas geschieht, das uns körperlich oder seelisch Schmerzen zufügen kann, zum Beispiel eine Zahnbehandlung, ein Gespräch mit dem Chef oder die Trennung von einem vertrauten Menschen. Oder wir fürchten uns davor, zu versagen – bei Prüfungen oder im Beruf. Welcher Aspekt auch im Vordergrund steht, letztlich geht es um die Angst vor Schmerzen, Versagen oder Verlust. Begünstigt werden diese Ängste durch eine pessimistische Einstellung zum Leben, bei der wir immer das für uns Negative erwarten. Eine weitere Ursache bei der Entstehung dieser Angstgefühle ist mangelndes Selbstvertrauen oder die Unfähigkeit, negative Erfahrungen loszulassen. Deshalb sollten Sie bei der Behandlung auf jeden Fall auch die Ergänzungsblüten weiter unten beachten.

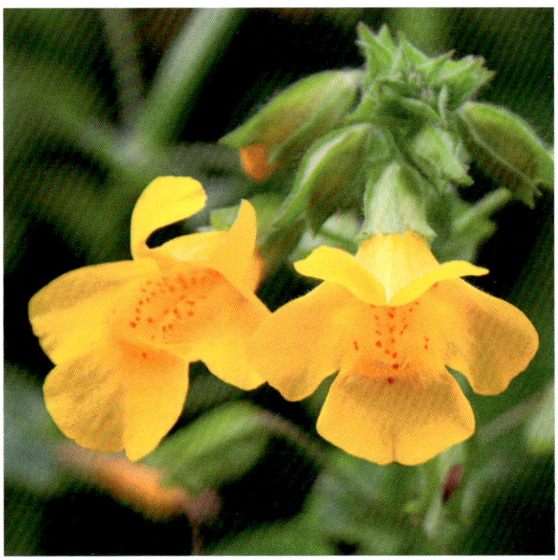

Mimulus hilft gegen Ängste, wie etwa um die Gesundheit oder vor Prüfungen.

So kann sich Ihr Leben positiv verändern: Mimulus kann Ihnen helfen, Ihre Ängste zu überwinden und sich gelassen und mutig allen Herausforderungen zu stellen. Der Besuch beim Zahnarzt wird dadurch zwar nicht zum Freudenfest, jeder Verlust verursacht trotzdem Kummer und Leid, aber Sie können die Dinge besser auf sich zukommen lassen und angemessen reagieren.

Ergänzungsblüten (Seite 23): Gentian, Honeysuckle, Larch, Rock Rose, Star of Bethlehem

Mustard – Ackersenf

»Kummer entsteht stets aus der verrinnenden Zeit, die ihre Frucht nicht ausgereift hat.« Antoine de Saint-Exupéry

MUSTARD-TYP
»Ich bin grundlos schwermütig.«

Verhaltensmerkmale: Kennen Sie das Gefühl von Schwermut und Traurigkeit, das so unerwartet über Sie hereinbricht wie eine Gewitterwolke, die den heiteren Sommerhimmel verdunkelt? Aus Ihnen wird plötzlich ein müder, antriebsloser Mensch, der am liebsten in der Ecke sitzen und apathisch vor sich hin starren möchte. Ohne ersichtlichen Grund fühlen Sie sich traurig, niedergeschlagen und könnten schon beim kleinsten Anlass losheulen. Die Welt hat für Sie plötzlich jede Farbe verloren, alles erscheint Ihnen sinnlos. Meistens vergeht dieser depressive Zustand nach ein paar Tagen, manchmal dauert er jedoch Wochen, Monate oder sogar Jahre. Viele Frauen leiden hormonell bedingt unter mehr oder weniger starken Depressionen in den Tagen vor der Periode und in den Wechseljahren. Oft jedoch entsteht eine depressive Verstimmung als Reaktion auf eine schmerzliche Erfahrung oder den Verlust eines geliebten Wesens. Frauen und Männer sind gleichermaßen betroffen.

So kann sich Ihr Leben positiv verändern: In allen leichteren Fällen bringt Mustard wieder Farbe und Licht in Ihren Alltag. Sie spüren, wie Lebensfreude und Lebensenergie zurückkehren. Bei depressiven Verstimmungen, die infolge längerer körperlicher Krankheit auftreten, können Sie durch die Einnahme von Mustard eine deutliche Aktivierung der Lebensgeister beobachten. Schwere Depressionen müssen medizinisch bzw. psychotherapeutisch behandelt werden. Mustard kann dabei unterstützend helfen und vielleicht – in Absprache mit dem Behandler! – zu einer Reduzierung notwendig gewordener Medikamente führen.

Ergänzungsblüten (Seite 23):
Gorse, Larch, Olive, Sweet Chestnut, Willow

Mustard vertreibt die »schwarze Wolke« der depressiven Verstimmung.

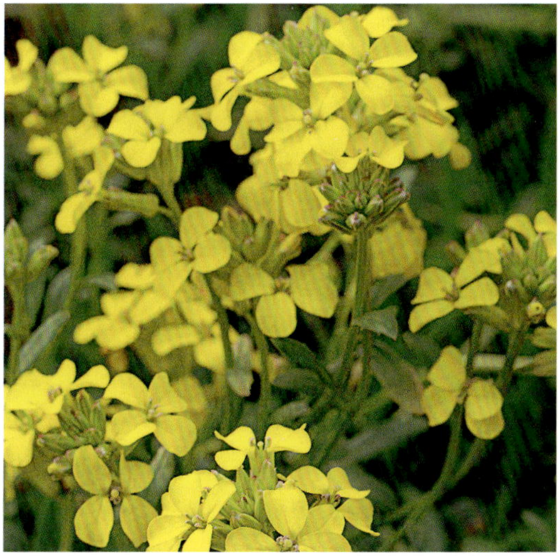

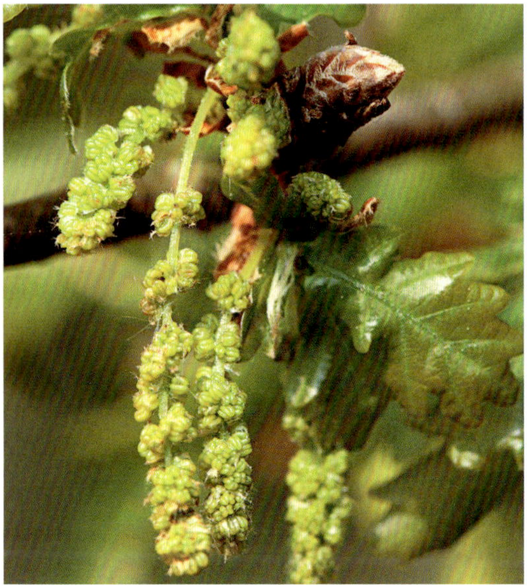

Oak – Eiche

»Ausdauer ist eine Tochter der Kraft, Hartnäckigkeit eine Tochter der Schwäche, nämlich der Verstandesschwäche.«

Marie von Ebner-Eschenbach

Verhaltensmerkmale: Eigentlich müssten Sie die Notbremse ziehen, denn Sie merken, dass Ihnen die Arbeit über den Kopf wächst. Sie fühlen sich müde und kraftlos, doch die Möglichkeit, Arbeit abzugeben oder Hilfe zu organisieren, ziehen Sie gar nicht in Erwägung. Mit Sturheit machen Sie weiter, fast wie unter einem inneren Zwang. »Nur nicht aufgeben«, »Durchhalten um jeden Preis«, das könnten Ihre Wahlsprüche sein. »Ich kann doch die anderen nicht mit der Arbeit sitzen lassen« ist im Krankheitsfall Ihr erster Gedanke. Und Ihr Pflichtbewusstsein und Ihr Leistungswille treiben Sie weiter. Dabei spielen Ehrgeiz und der Hang zur Selbstaufopferung ebenfalls eine Rolle. Vielleicht fürchten Sie aber, andere könnten Ihnen Ihre Schwäche übel nehmen? Oder Sie wollen sich nicht eingestehen, dass auch Sie Grenzen haben?

Oak erleichtert es, in schwierigen Situationen um Hilfe zu bitten.

So kann sich Ihr Leben positiv verändern: Kennen Sie die knorrige Eiche, die im Sturm steht, ohne zu wanken, bis sie plötzlich umfällt? Schauen Sie dagegen eine Pappel an: Biegsam ist sie auch dem stärksten Wind gewachsen. Erkennen Sie Parallelen zwischen Ihrem Verhalten und der Eiche? Dann sollten Sie die Blütenessenz Oak einnehmen, um sich bald wieder besser zu fühlen. Darüber hinaus hilft Ihnen Oak, die Fähigkeit zu entwickeln, eigene Grenzen zu erkennen und zu akzeptieren. Der Wille zum Durchhalten ist eine wichtige Eigenschaft, manche sinnvolle Entdeckung wäre ohne ihn nicht möglich gewesen. Doch wie bei allen Dingen im Leben ist auch hier das richtige Maß entscheidend. Aufgeben und Durchhalten sind die Pole, zwischen denen die gesunde Mitte liegt. Oak kann Ihnen bei Ihrem Bemühen darum wertvolle Hilfe leisten.

Ergänzungsblüte (Seite 23): Chicory, Elm, Rock Water

OAK-TYP

»Ich will immer alles allein schaffen.«

Olive – Olive

»Denn Unverstand ist's, über seine Kraft zu tun.« Sophokles

Verhaltensmerkmale: Sind Sie ständig müde, obwohl Sie eigentlich genug schlafen? Kennen Sie das Gefühl, dass Sie zu nichts mehr Lust haben, selbst nicht zu den Dingen, die Ihnen sonst Freude gemacht haben? Ist Ihnen alles zu viel, fühlen Sie sich total ausgelaugt, sodass Sie am liebsten davonlaufen oder sich in einem stillen Winkel verkriechen würden? Abends können Sie sich zu nichts Produktivem mehr aufraffen, hängen einfach nur herum oder schauen Fernsehsendungen an, die Sie eigentlich nicht interessieren? Dieser Zustand deutet auf völlige Erschöpfung hin. Wahrscheinlich haben Sie sich seit langem total überfordert und Ihre Bedürfnisse nach Ruhe und Entspannung übergangen. Neigen Sie vielleicht dazu, vor lauter Engagement für eine Aufgabe oder Arbeit Ihre eigenen Bedürfnisse zu übersehen? Sind Sie vielleicht jemand, der erst dann zufrieden ist, wenn alle Arbeiten hundertprozentig erledigt sind? Oder gehören Sie zu den Müttern, die sich für ihre Familie verausgaben? Diese oder ähnliche Verhaltensmuster können durch ständige Überforderung zu chronischen Erschöpfungszuständen führen.

So kann sich Ihr Leben positiv verändern: Es gibt zwei Möglichkeiten, um aus diesem unerfreulichen Zustand herauszufinden.

Die erste: Sie kennen die Ursachen, die zu Ihrem müden und erschöpften Zustand geführt haben, zum Beispiel Krankheit, mangelnder Schlaf, vorübergehende Stresssituationen. Dann kann Ihnen die Blütenessenz Olive schnell wieder auf die Beine helfen. Natürlich nur, wenn Sie gleichzeitig die Situationen verändern, die Ihre Kräfte auffressen. Olive ist keine Zauberdroge, die Schlaf, Entspannung oder Vitamine ersetzen kann.

Die zweite: Sie wissen nicht, warum Sie sich so erschöpft fühlen. Dann sollten Sie von einem

OLIVE-TYP

»Ich fühle mich müde und völlig kraftlos.«

Olive gibt Kraft, wenn Nerven und Körper erschöpft sind.

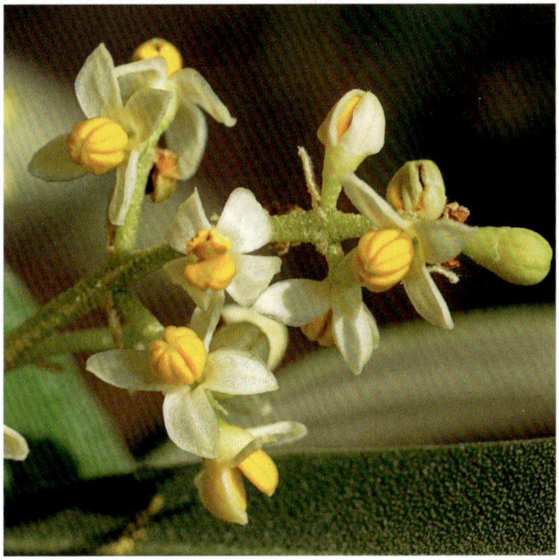

GU-ERFOLGSTIPP
ENERGIESCHAUKEL

Bei akuter Erschöpfung hilft die »Energieschaukel« mit folgenden Schüßler-Salzen: morgens nach dem Aufstehen die Nr. 2, mittags die Nr. 5 und vor dem Schlafengehen die Nr. 7. Lösen Sie jeweils 10 Tabletten in etwas Wasser auf und trinken Sie die Lösung in kleinen Schlucken. Abends sollte das Wasser heiß sein.

Arzt oder Heilpraktiker prüfen lassen, ob eine organische Erkrankung vorliegt, beispielsweise Eisenmangel. Wenn organisch alles in Ordnung ist, versuchen Sie in einem nächsten Schritt herauszufinden, wodurch Sie sich ständig überfordern. Vielleicht haben Sie bei den oben beschriebenen Verhaltensmustern eines wiedererkannt? Dann wählen Sie bei den Ergänzungsblüten die zu Ihrem Verhalten passende Blüte aus und nehmen sie auf jeden Fall zusammen mit der Blüte Olive, um so das Übel an der Wurzel zu behandeln. Außerdem sollten Sie anfangen, das erkannte Verhaltensmuster bewusst abzubauen. Olive und Ihre Ergänzungsblüte werden Sie dabei unterstützen.

Wenn Ihnen keines der genannten Verhaltensmuster bekannt vorkommt, dann beginnen Sie erst einmal mit der Einnahme von Olive. Zusätzlich sollten Sie versuchen, im Gespräch mit Freunden oder einem erfahrenen Behandler herauszufinden, welches Verhalten die Ursache Ihrer Erschöpfung sein kann.

Ergänzungsblüten (Seite 23): Centaury, Chicory, Crab Apple, Larch, Oak, Rock Water, Vervain

Pine – Schottische Kiefer

»Meine Aufgabe ist es nicht, anderen das objektiv Beste zu geben, sondern das Meine so rein und aufrichtig wie möglich.«

Hermann Hesse

PINE-TYP
»Ich habe oft das Gefühl, nicht zu genügen.«

Verhaltensmerkmale: Sind Sie häufig unzufrieden mit Ihren Leistungen, weil Sie glauben, Sie hätten es eigentlich besser machen müssen? Suchen Sie immer gleich die Schuld bei sich, wenn im Zusammenhang mit anderen Menschen Probleme auftauchen? Plagt Sie schnell das schlechte Gewissen? Haben Sie häufiger das Gefühl, dass Sie zum Beispiel den Bedürfnissen und Anforderungen Ihrer Kinder oder Ihres Partners nicht gerecht werden können? Dann gehören Sie wahrscheinlich zu den Menschen, die sehr hohe Ansprüche an sich haben und oft mit dem Geleisteten unzufrieden sind. Sie haben meistens das Gefühl, dass alles, was Sie machen, nicht gut genug ist.

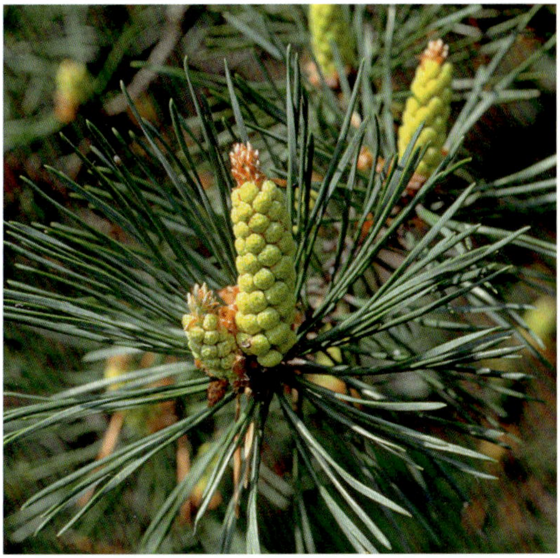

Pine wirkt gegen ständige Schuldgefühle.

Vielleicht kennen Sie die Situation, dass Sie nach einer gelungenen Geburtstagsfeier, wenn alle Gäste gegangen sind, anfangen zu grübeln, ob auch alles in Ordnung war: Hat das Essen wirklich geschmeckt, waren die Getränke richtig gewählt, haben alle die Stimmung als gut empfunden? Es kann auch vorkommen, dass Sie nachts wachliegen und sich mit Selbstvorwürfen quälen über Entscheidungen, die Sie getroffen haben, über Dinge, die Sie gesagt haben. Sogar für Fehler, die andere gemacht haben, fühlen Sie sich oft verantwortlich und suchen die Schuld bei sich. Ihre Unzufriedenheit und Zweifel beziehen sich häufig nicht nur auf Ihre Leistungen, sondern auch auf Ihre Qualitäten als Mensch. Sie fühlen sich wahrscheinlich schlecht und ungenügend. Die Folgen davon sind meistens Unsicherheit, Mangel an Lebensfreude sowie das verkrampfte Bemühen, alles besonders gut zu machen, um auch den eigenen hohen Anforderungen gerecht zu werden.

So kann sich Ihr Leben positiv verändern: Die Blütenessenz Pine wird Sie nicht schlagartig von Ihren Schuldgefühlen und der Neigung zu einem schlechten Gewissen befreien können, doch sie hilft Ihnen, sich in einem besseren Licht zu sehen und Ihre Leistungen richtig einzuschätzen. Unterstützend wirkt, wenn Sie sich »umprogrammieren«, indem Sie sich bei allem, was Sie tun, sagen: »Ich gebe mein Bestes, und wenn das dem anderen nicht genügt, ist dies sein Problem.« Damit können Sie lernen, dass, solange Sie sich bemühen und Ihr Bestes geben, Sie sich keine Vorwürfe zu machen brauchen – auch dann nicht, wenn der andere Sie oder Ihre Bemühungen als unzureichend empfindet.

Bei vorübergehenden Situationen, in denen wir uns plötzlich mit Selbstvorwürfen martern, hilft die Blütenessenz Pine, eine bessere Einschätzung von uns und unseren Leistungen zu bekommen.

Ergänzungsblüten (Seite 23): Crab Apple, Gorse, Honeysuckle, Larch, Rock Water, Sweet Chestnut, White Chestnut

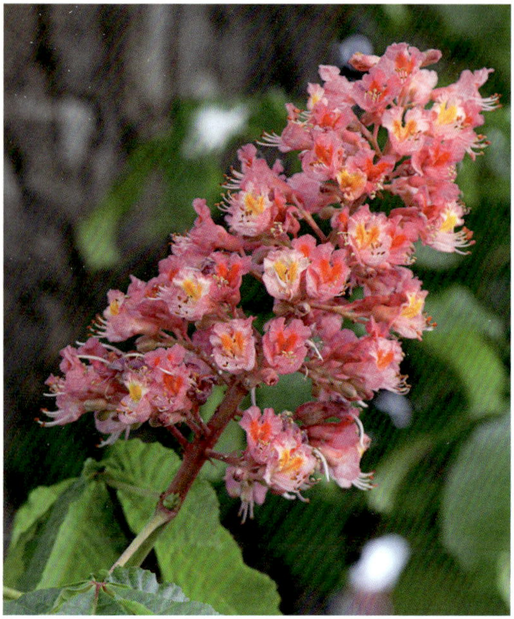

Red Chestnut – Rote Kastanie

»Jedes Schreckbild verschwindet, wenn man es fest ins Auge fasst.« Johann Gottlieb Fichte

Red Chestnut schützt vor übertriebener Angst um Angehörige.

Verhaltensmerkmale: Können Sie nachts nicht einschlafen, wenn Ihr Kind noch nicht daheim ist? Muss sich Ihr Partner von unterwegs häufig bei Ihnen melden, damit Sie beruhigt sind und sich keine Sorgen machen? Haben Sie dauernd Angst, Ihrem Kind könnte auf dem Schulweg etwas zustoßen? Gehören Sie zu den Eltern, die ihre Kinder ständig ermahnen, vorsichtig zu sein? Oder ganz allgemein: Ist die häufige oder ständige Angst um Ihnen nahestehende Menschen Teil Ihres Alltags? Dann sind Sie ein klassischer Fall für Red Chestnut. Angst um andere ist das zentrale Thema dieser Blüte. Diese Angst, die auf den ersten Blick moralisch wertvoll erscheint, schadet nicht nur Ihnen, sondern auch den Menschen, um die Sie sich ständig sorgen. Ein sensibles Kind etwa spürt, wenn sich die Mutter ängstigt, und wird dann selbst unsicher. Nicht zuletzt deuten solche Ängste auf mangelndes Vertrauen in die Fähigkeiten des Kindes hin. Wie kann ein solches Kind Selbstvertrauen entwickeln? Andererseits fühlen sich auch Erwachsene belastet, wenn sie die ständige Angst des anderen erleben.

So kann sich Ihr Leben positiv verändern: Die Blütenessenz Red Chestnut kann Ihnen helfen, die Angst um andere zu überwinden. Sie stärkt Ihr Vertrauen in Ihre Angehörigen und macht es Ihnen möglich, sie mit positiven Gedanken zu begleiten. Dann werden auch Ihre Kinder ein besseres Selbstvertrauen entwickeln. Vielleicht können Sie sogar erkennen, dass Ihre Ängste, die sich bisher hinter der übertriebenen Sorge um andere versteckt gehalten hatten, sich auf Ihre eigene Person beziehen und eigentlich Verlustängste sind. Red Chestnut hilft Ihnen, diese Ängste schrittweise abzubauen.

Ergänzungsblüten (Seite 23): Chicory, Gentian, Honeysuckle, Mimulus, Rock Rose, Star of Bethlehem

RED-CHESTNUT-TYP

»Ich mache mir zu viele Sorgen um andere.«

Rock Rose – Gelbes Sonnenröschen

»Ein Schiffbrüchiger hat Angst auch vor ruhiger See.« Ovid

ROCK-ROSE-TYP

»Ich erschrecke oft schon beim kleinsten Anlass.«

Verhaltensmerkmale: Kennen Sie dieses Gefühl von Angst, bei dem einem der Atem stockt? Es gibt unzählige Situationen, die dieses Gefühl erzeugen können, wenn Sie etwa in einem Flugzeug sitzen, das bei einem Sturm plötzlich durchsackt. Oder Sie sehen, wie ein Auto scheinbar nicht mehr bremsen kann und auf eine Gruppe von Menschen zurast. Sind Sie schon einmal nach einem Unfall mit »Puddingbeinen« aus dem Auto gestiegen? Oder haben Sie andere bedrohliche Situationen erlebt, bei denen Sie das Gefühl hatten, total ausgeliefert zu sein oder in Lebensgefahr zu schweben? Dann ist Ihnen das panische Angstgefühl bekannt, bei dem einem das Herz stehen bleibt, der Atem stockt und man wie gelähmt ist. Meistens werden wir uns dieser Angst erst bewusst, wenn die akute Situation vorüber ist und wir wie unter Schock stehen.

Vielleicht gehören Sie auch zu den Menschen, die schon in weniger extremen Situationen leicht in Panik geraten, völlig durcheinander sind und den Überblick verlieren. Das kann etwa geschehen, wenn Sie das Gefühl haben, einen wichtigen Termin nicht zu schaffen oder etwas Wertvolles verloren zu haben. Auch eine bevorstehende Prüfung, ein Arztbesuch oder das Warten auf einen Untersuchungsbefund können diese panische Angst auslösen.

Rock Rose baut Panikgefühle ab.

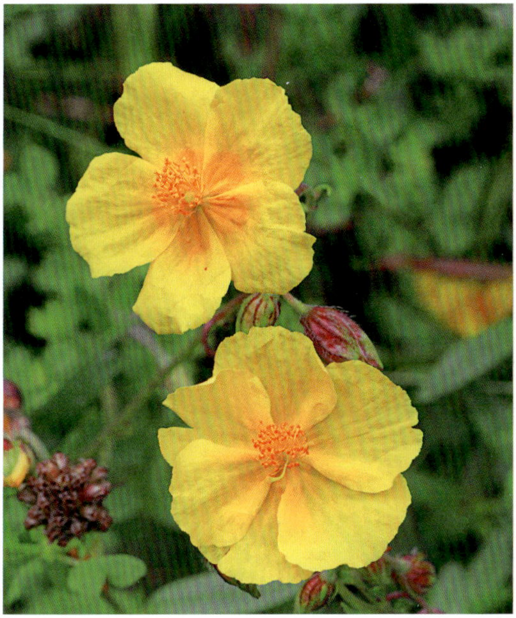

So kann sich Ihr Leben positiv verändern: In allen Fällen, die Sie persönlich als Ausnahmesituation erleben, als Krise, bei allen äußeren Umständen, die Ihnen Angst und Schrecken einjagen, sollten Sie auf die beruhigende Wirkung der Blütenessenz Rock Rose vertrauen. Sie hilft Ihnen, Ihre Panikgefühle abzubauen und gelassener zu reagieren. Vergleichen Sie dazu bitte die Notfalltropfen (Seite 120).

Ergänzungsblüten (Seite 23):
Beech, Gentian, Mimulus

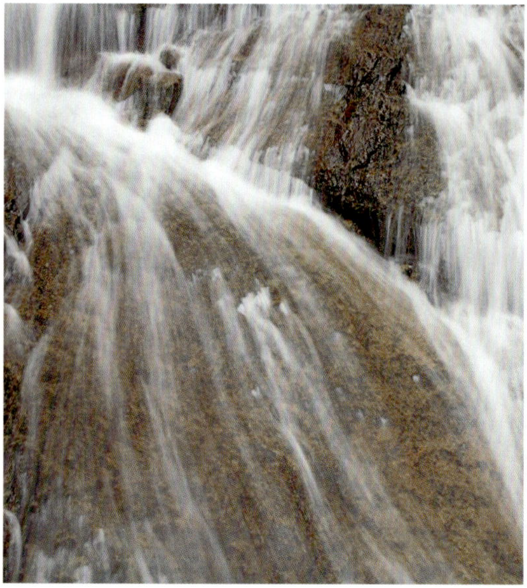

Rock Water hilft dabei, perfektionistisches Verhalten abzuschwächen.

Rock Water – Quellwasser

»Das Leben meistert man lächelnd oder überhaupt nicht.« Chinesisches Sprichwort

Verhaltensmerkmale: Leben Sie nach festen Regeln und Prinzipien? Erledigen Sie Ihre Arbeit möglichst vorbildlich? Gehören auch Sie zu den zuverlässigen und pflichtbewussten Menschen, die eine Freude für jeden Arbeitgeber sind? Stellen Sie an sich ziemlich hohe Ansprüche, die Sie oft nur mit Mühe und Anstrengung erfüllen können? Wahrscheinlich werden Sie jetzt fragen: »Na und, was gibt es daran auszusetzen? Es ist doch gut, von sich einiges zu fordern und diszipliniert zu sein.« Natürlich ist das in Ordnung, aber nur, solange Sie sich damit nicht um Lebensfreude und Wohlgefühl bringen. Manchmal können Pflichtbewusstsein und Disziplin Formen annehmen, die uns in engstirnige Fanatiker und humorlose Asketen verwandeln, denen jede Freude am Leben verloren geht. Dann neigen wir dazu, den Teil unserer Bedürfnisse zu unterdrücken, der nicht zu unserem Idealbild passt. Unser Drang nach Perfektion und das Festhalten an Prinzipien macht uns manchmal zu strengen, starren und selbstgerechten Menschen. In einigen Fällen ist dieses Verhalten weniger stark ausgeprägt, die Betroffenen spüren vielleicht nur einen Mangel an Leichtigkeit und Lebensfreude.

So kann sich Ihr Leben positiv verändern: Die Blütenessenz Rock Water ist eine Art »Weichmacher«, der Ihnen hilft, weniger streng mit sich umzugehen und weniger von sich zu fordern. Selbst wenn wir nicht alles perfekt machen oder unsere Prinzipien bisweilen vergessen, sind wir liebenswert. Seien Sie ruhig einmal etwas nachsichtiger mit sich, Sie werden sich fröhlicher und lebendiger fühlen. Wahrscheinlich haben Sie bisher Ihre Aufgaben stets mit 150 Prozent erledigt. Versuchen Sie doch einmal, mit 80 Prozent Leistung zufrieden zu sein, die reichen im Allgemeinen vollkommen.

Ergänzungsblüten (Seite 23): Beech, Crab Apple, Oak, Pine

ROCK-WATER-TYP

»Ich will immer alles 100-prozentig machen.«

Scleranthus – Einjähriger Knäuel

»Wenn du verwirrt zwischen zwei Dingen stehst, sieh, welches dem niederen Selbst schwerer fällt, und folge dem. Denn nichts fällt ihm so schwer als das, was wahr ist.« Ibn Atá Alláh

SCLERANTHUS-TYP
»Ich ändere schnell meine Entscheidungen.«

Verhaltensmerkmale: Fällt es Ihnen oft schwer, sich zwischen zwei Möglichkeiten zu entscheiden? Sie haben etwa zwei Einladungen für denselben Abend und möchten beide gerne annehmen – was tun? Je länger Sie darüber nachdenken, desto mehr Argumente für und gegen das eine und das andere fallen Ihnen ein, und die Entscheidung wird immer schwieriger. Am Ende lassen Sie vielleicht das Los entscheiden. Neigen Sie zu starken Stimmungsschwankungen, eben noch fühlen Sie sich fröhlich und unbeschwert und im nächsten Augenblick erscheint Ihnen alles düster und grau? Ändern Sie schnell Ihre Entscheidung, wenn ein neuer Gesichtspunkt auftaucht? Auf andere wirken Sie dadurch vielleicht unzuverlässig und sprunghaft. Dann gehören Sie wohl auch zu den Menschen, die leicht aus dem Gleichgewicht zu bringen sind. Ähnlich einem Schilfrohr im Wind reagieren Sie auf jedes Argument. Sie neigen sich mal zur einen, dann zur anderen Seite. Jeder neue Aspekt einer Situation, jeder neue Gedanke bringt Sie ins Schwanken. Damit wird natürlich jede Entscheidung zur Qual, vor allem, wenn Sie stets das Optimum wollen.

So kann sich Ihr Leben positiv verändern: Die Blütenessenz Scleranthus hilft Ihnen, Ihr inneres Gleichgewicht zu stabilisieren. Damit kommen auch mehr Ruhe und Kontinuität in Ihr Leben. Doch es wird dadurch nicht langweiliger. Sie werden sich bei Entscheidungen sicherer fühlen und sind weniger anfällig für Stimmungsschwankungen. Auch wenn Sie weiterhin alle Facetten einer Sache sehen und möglichst optimal handeln möchten, können Sie sich schnell und ohne zu zögern entscheiden.

Ergänzungsblüten (Seite 23):
Chestnut Bud, Impatiens

Scleranthus wirkt stabilisierend bei schwankenden Meinungen oder Stimmungen.

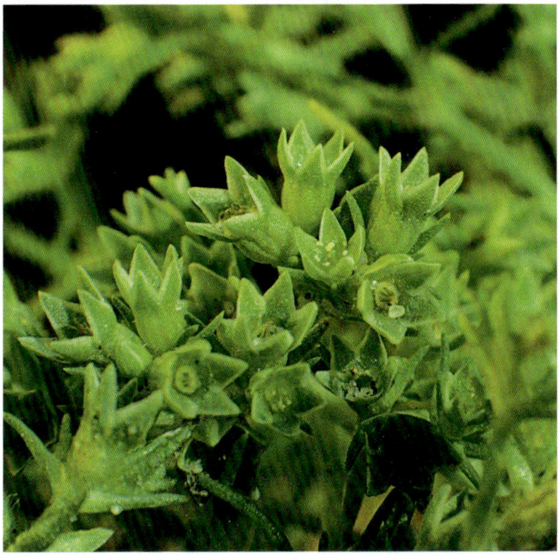

STAR-OF-BETHLEHEM-TYP
»Ich brauche ganz dringend Trost«

Star of Bethlehem – Doldiger Milchstern

»Hebe die Augen auf, und du wirst die Sterne sehen.«
Philippinisches Sprichwort

Verhaltensmerkmale: Brauchen Sie Trost, weil Sie eine schlimme Nachricht erhalten oder einen schweren Verlust erlitten haben? Haben Sie immer Tränen in den Augen, wenn Sie an den Tod eines lieben Menschen oder eines Haustieres denken? Machen Ihnen körperliche oder seelische Erschütterungen zu schaffen, die Sie erleben mussten, wie zum Beispiel ein Unfall, eine Trennung oder eine Demütigung? Oder haben Sie körperliche Beschwerden, die als Folge von großem Kummer entstanden sind?

Wenn es uns nicht gelingt, traurige oder erschütternde Erfahrungen zu verarbeiten, das heißt, sie zu akzeptieren und uns davon zu lösen, belasten sie uns und können noch nach Jahren zu seelischen und körperlichen Beeinträchtigungen führen. So kann ein nicht beweinter Kummer Schlafstörungen, Herzbeschwerden oder Haarausfall zur Folge haben. Eine erlittene Demütigung macht vielleicht noch nach Jahren Magenschmerzen.

Star of Bethlehem tröstet bei akutem sowie bei vergangenem Kummer.

So kann sich Ihr Leben positiv verändern: Die Blütenessenz Star of Bethlehem, von Bach auch als Seelentröster bezeichnet, kann in akuten Situationen Ihre Schmerzen und Sorgen lindern und Ihnen Trost spenden (siehe auch »Notfalltropfen«, Seite 120). Sie wird Ihnen helfen, die durch Kummer und Trauer entstandenen seelischen Schwierigkeiten zu verarbeiten, selbst wenn sie viele Jahre, manchmal sogar Jahrzehnte zurückliegen. Auch innere Blockaden, die bisweilen nach schweren seelischen Belastungen entstehen, werden sich auflösen. Dann kann Ihre Lebensenergie wieder ungehindert fließen. Häufig verschwinden dadurch körperliche Symptome, die als Folge der Blockaden entstanden sind, von ganz allein.

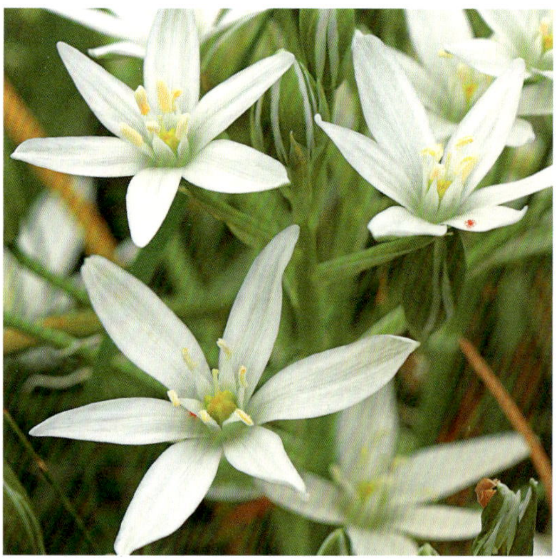

Ergänzungsblüte (Seite 23): Honeysuckle

Sweet Chestnut – Edelkastanie

»Die Verzweiflung schickt uns Gott nicht, um uns zu töten, er schickt sie uns, um neues Leben in uns zu wecken.« Hermann Hesse

SWEET-CHESTNUT-TYP
»Ich leide und sehe keinen Ausweg aus der Situation.«

Verhaltensmerkmale: Kennen Sie das Gefühl, Ihre augenblickliche Lage nicht länger ertragen zu können? Leben Sie in einer Beziehung, in der Sie unglücklich sind, können sich aber nicht trennen? Fühlen Sie sich völlig verzweifelt und ohne Hoffnung? Wissen Sie, dass es so nicht weitergehen kann, haben aber keine Idee, wie Sie Ihre Situation verändern können? Mit einem Gefühl hilfloser Schwäche stehen Sie wie vor einer Wand. Sie haben keine Kraft mehr, noch irgendetwas selbst zu tun. Eigentlich müssten Sie Ihr Leid herausschreien, doch das ist Ihnen meistens nicht möglich. Sie glauben sowieso nicht, dass Ihnen noch jemand helfen kann. Eine Möglichkeit, aus dem Zustand größter Verzweiflung herauszufinden, ist das Gespräch mit anderen Menschen. Das erfordert zwar Mut, kann uns aber trösten. Außerdem können wir dabei neue Einsichten gewinnen, die uns unter Umständen einen Ausweg aus unserer Lage zeigen. Bisweilen sind solche verzweifelten Situationen ein Wendepunkt, der uns zu einem anderen Verhalten zwingt. So wird etwa der Partner eines Alkoholabhängigen erkennen, dass nur durch eine Trennung der andere wieder gesund werden kann.

So kann sich Ihr Leben positiv verändern: Die Blütenessenz Sweet Chestnut wirkt tröstend und lindert Ihre Verzweiflung, egal wodurch sie ausgelöst wurde – ob durch schwere Krankheit, den Verlust eines geliebten Menschen oder das lange Martyrium einer unglücklichen Beziehung. Sie kann Ihnen helfen, Kraft und Hoffnung zu schöpfen und einen Weg zu finden, der Sie aus Ihrer tiefen Verzweiflung und Enge zurückführt in das lichte, freundliche Leben.

Ergänzungsblüten (Seite 23): Gentian, Gorse, Pine, White Chestnut, Willow

Sweet Chestnut lindert Gefühle von Verzweiflung.

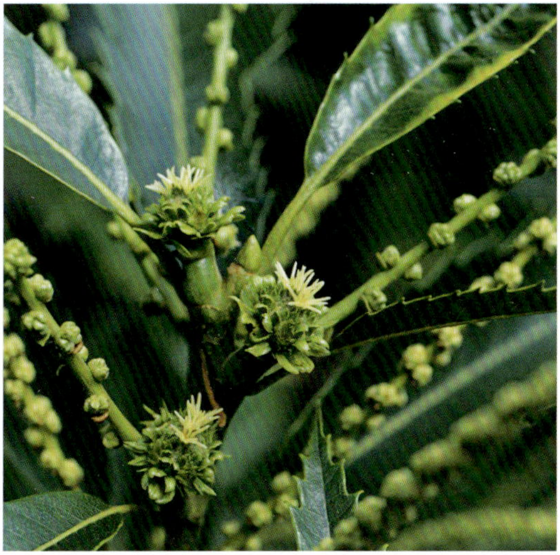

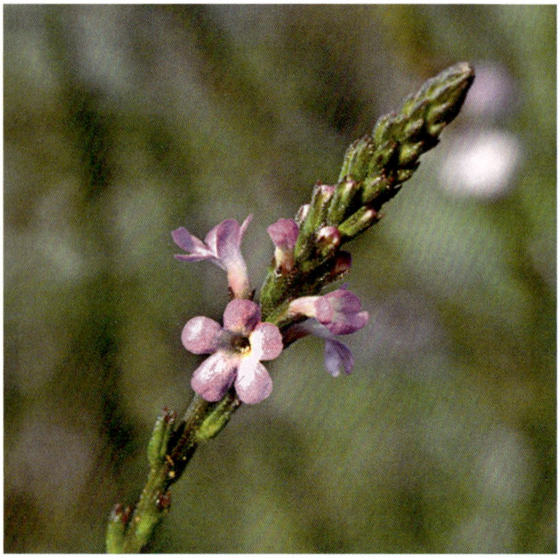

Vervain beugt übertriebenem Überzeugungseifer vor.

Vervain – Eisenkraut

»Du kannst den Menschen wohl auf den guten Weg bringen, doch nicht ihn zwingen, darauf zu bleiben.« Konfuzius

Verhaltensmerkmale: Neigen Sie dazu, sich für einen Menschen oder eine Aufgabe völlig zu begeistern und zu engagieren, auch wenn es fast über Ihre Kräfte geht? Ist es Ihnen wichtig, andere Menschen von den Dingen zu überzeugen, die Sie gut finden? In Ihrem Wunsch, andere Menschen an Ihrer Begeisterung teilhaben zu lassen und zu helfen, schießen Sie manchmal über das Ziel hinaus. Benutzen Sie häufig den Satz »Also, das müssen Sie so machen: ...« und wollen anderen Ihre Meinung aufdrängen? Stecken Sie voller Unternehmungslust und Energie und überfordern sich oftmals körperlich? Fühlen Sie sich häufig gestresst und verspannt?

Wahrscheinlich sind Sie einer von den Menschen, die leicht für eine Sache zu begeistern sind und sich dann bis zur Erschöpfung dafür einsetzen. Entsprechend führen Sie Aufgaben und Projekte bis zum Ende durch, mit großer Konsequenz und Durchhaltevermögen. Dabei gehen Sie mit sich selbst nicht gerade zimperlich um, permanente Anspannung und wenig Erholungsphasen sind die Regel. Kein Wunder, wenn Sie eines Tages die Folgen Ihres kräftezehrenden Verhaltens zu spüren bekommen, meistens in Form von Muskelverspannungen und nervöser Erschöpfung.

So kann sich Ihr Leben positiv verändern: Die Bach-Blütenessenz Vervain kann Sie unterstützen, Ihren manchmal Stress erzeugenden Übereifer abzubauen. Sie werden leichter erkennen, wann Sie Ihre Umgebung mit Ihrer Begeisterung unter Druck setzen und wie Sie sich und andere damit überfordern. Vervain hilft Ihnen, trotz Ihrer Einsatzfreude mehr Gelassenheit zu entwickeln und Ihrem Bedürfnis nach Ruhe und Entspannung eher gerecht zu werden.

Ergänzungsblüten (Seite 23): Beech, Impatiens, Rock Water

VERVAIN-TYP

»Ich neige zum Missionieren.«

Vine – Weinrebe

»Wehe der Macht, wenn sie ihren Inhaber begräbt.« Talmud

Verhaltensmerkmale: Behalten Sie auch in Notsituationen den Überblick und übernehmen gegebenenfalls das Kommando? Fühlen Sie sich bei Auseinandersetzungen meistens im Recht? Können Sie anderen Menschen gut Anweisungen erteilen? Haben Sie ein selbstsicheres und bestimmtes Auftreten? Besitzen Sie einen ausgeprägten Willen und Durchhaltevermögen?

Ob Sie es glauben oder nicht, Sie sind wahrscheinlich ein Führungstyp. Ausgestattet mit einem Gefühl für Macht und Autorität übernehmen Sie in Gruppen schnell die Rolle des Anführers und bestimmen, wo es langgeht. Vielleicht sind Sie auch in einer entsprechenden Position tätig. Meistens wissen Sie sich gut durchzusetzen und wirken auf andere eher unbeugsam und streng. Gefährlich wird es für Sie und Ihr Verhältnis zu anderen Menschen, wenn Sie das rechte Augenmaß verlieren und sich von einer fähigen, differenzierten Führungspersönlichkeit zu einem kleinen Despoten entwickeln, der Befehle erteilt und erwartet, dass sie ohne Diskussion ausgeführt werden. Dann könnte Ihr Gefühl für Recht leicht ausarten in Rechthaberei, denn es geht Ihnen nicht mehr um die Sache, sondern um Macht und Ihre eigene Person. Ihre Energie und Ihre Fähigkeiten benutzen Sie dann nur noch, um mit diktatorischem Ton und Auftreten über andere Menschen zu bestimmen.

Häufig ist uns die Veranlagung zu Macht- und Dominanzstreben verborgen. Es erfordert große Selbsterkenntnis oder die Hilfe von nahestehenden Menschen, um diesen Charakterzug an uns wahrzunehmen. Besonders deshalb, weil wir ja nicht an unserem Verhalten leiden, sondern meistens nur unsere Umgebung, die oft nichts sagt. Sollten Sie aber kleinste Anzeichen von Machtwillen oder despotischem Verhalten an sich erkennen, dann

---

VINE-TYP

»Ich übernehme gerne schnell die Führung.«

Vine schützt vor diktatorischem Verhalten.

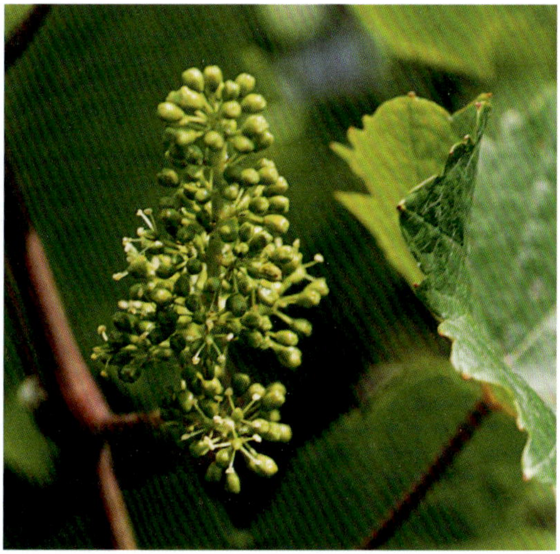

TIPP
Vine ist die ideale Begleitung für Kinder im Trotzalter. Sie hilft Eltern und Kindern, diese Phase zu überstehen, ohne viel Geschrei und die ständigen Machtkämpfe.

könnte die Blütenessenz Vine Ihr Mittel sein. Auch wenn Sie stark unter Muskelverspannungen und steifen Gelenken leiden, kann dies ein Hinweis auf die Blütenessenz sein, denn nach Bachs Auffassung von Krankheit manifestiert sich in diesen Beschwerden unser Streben nach Dominanz.

So kann sich Ihr Leben positiv verändern: Die Blütenessenz Vine kann Ihnen dabei helfen, mit Ihren angeborenen Führungsqualitäten so umzugehen, dass Sie sie nicht zur Unterdrückung anderer Menschen einsetzen, sondern zum Wohle aller. Bei Anweisungen, die Sie anderen erteilen, sollten Sie daran denken, dass ein Mensch vor Ihnen steht, der auch eine Seele und ein Anrecht auf Würde besitzt. Sie werden dann einen anderen Umgangston finden und erleben, dass Sie mit Ihren Fähigkeiten andere Menschen hervorragend motivieren und anleiten können, ohne Druck ausüben zu müssen.

Ergänzungsblüten (Seite 23): Beech, Impatiens, Rock Water

Walnut – Walnuss

»Es hat keinen Zweck, sich mit solchen zu beraten, die einem anderen Weg folgen.« Konfuzius

WALNUT-TYP
»Ich stehe vor einer großen Veränderung und fühle mich deshalb unsicher.«

Verhaltensmerkmale: Stehen Sie gerade vor einer größeren Veränderung in Ihrem Leben, wie einem Berufswechsel, der Trennung von Ihrem Partner oder der Ablösung vom Elternhaus? Spüren Sie dabei eine für Sie ungewohnte Unsicherheit und fragen sich, ob Ihre Entscheidung auch gut und richtig ist? Sonst kümmern Sie sich wenig um die Meinung anderer Leute, doch plötzlich merken Sie, dass Sie beeinflussbar werden durch Äußerungen anderer wie »Willst du wirklich diese tolle Arbeitsstelle aufgeben?« oder »Das kannst du doch deinen Eltern nicht antun und jetzt in eine andere Stadt ziehen«. Vielleicht fühlen Sie sich dadurch so verunsichert, dass Sie Ihre geplante Entscheidung nicht realisieren, obwohl Sie im Inneren fühlen, dass sie richtig wäre. So bleiben Sie vielleicht doch bei Ihren Eltern wohnen oder trennen sich nicht von Ihrem Partner, obwohl Sie ganz genau wissen, dass Sie diesen Schritt eigentlich tun müssten, um in Ihrer persönlichen Entwicklung weiterzukommen. Doch irgendetwas hält Sie zurück. Es tauchen plötzlich Schuldgefühle auf oder die Angst, einen Fehler zu machen.

Bei derartigen Entscheidungen spielen bekanntlich die Emotionen eine große Rolle. Denn Entscheidungen dieser Art verlangen von uns meistens die Aufgabe lieber Gewohnheiten und alter Bindungen. Das fällt uns nicht leicht, und so pendeln wir in der Entscheidungsphase unsicher hin und her. In solchen Augenblicken sind wir besonders anfällig für äußere Störungen durch die Meinungen anderer Menschen, die uns zusätzlich verunsichern.

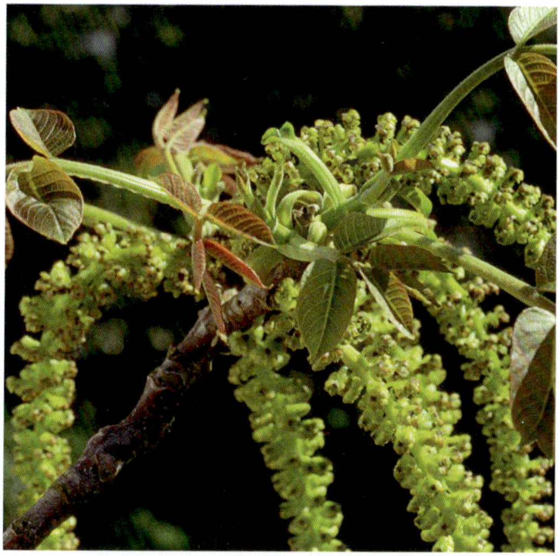

Walnut erleichtert jeden Neuanfang, beruflich und privat.

So kann sich Ihr Leben positiv verändern: In Situationen, die mit einem Neuanfang verbunden sind, kann die Blütenessenz Walnut Ihnen Mut machen und Ihre Entscheidungskraft stärken. Sie hilft Ihnen, Ihre innere Sicherheit wiederzufinden und den geplanten Schritt zu wagen, egal, was andere davon halten. Bach bezeichnete die Essenz Walnut als »linkbreaker«, was wörtlich übersetzt Bindungsbrecher bedeutet. Die Blütenessenz kann Sie unterstützen, sich aus emotionalen Bindungen zu lösen, und sie verleiht Ihnen die nötigen Abwehrkräfte gegen störende Beeinflussung durch andere. Sie fördert Ihre Kraft, Ihren Weg zu gehen, unabhängig von der Meinung und dem Gerede anderer Menschen. Mithilfe von Walnut können auch die größeren und kleineren Schwierigkeiten gemildert werden, die die Übergänge der einzelnen Lebensphasen des Menschen mit sich bringen. Dem Säugling kann es das Zahnen erleichtern und dem Schulkind den Schulanfang. Walnut kann helfen, die Wirrnisse der Pubertät zu glätten, Spannungen und Unausgeglichenheit im Klimakterium zu lindern oder den Altersruhestand zufrieden und gelassen anzunehmen.

Ergänzungsblüten (Seite 23): Centaury, Wild Oat

Water Violet – Sumpfwasserfeder

WATER-VIOLET-TYP
»Ich brauche meine Unabhängigkeit.«

»Auch wenn du alle Vorzüge hast – fehlt dir die Demut, dann bist du unvollkommen.« Jüdische Weisheit

Verhaltensmerkmale: Haben Sie manchmal das Gefühl von Einsamkeit, obwohl Sie mitten im Trubel bei Freunden stehen? Fällt es Ihnen schwer, mit anderen Menschen in Kontakt zu kommen, weil Sie eher zurückhaltend und distanziert sind? Lösen Sie Ihre Probleme am liebsten allein, ohne viel Aufhebens davon zu machen?
Dann gehören Sie wahrscheinlich zu den Menschen, die oftmals wie ein Fels in der Brandung stehen, ruhig, überlegen und innerlich unberührt von dem oft allzu menschlichen Durcheinander um sie herum. Auf andere Menschen wirken Sie stark, bisweilen ein wenig kühl und unnahbar. Der Eindruck entsteht wahrscheinlich durch Ihr Gefühl von Stolz und Überlegenheit, das sich aufgrund besonderer Begabungen oder Leistungen entwickelt hat oder manchmal auch die Folge eines vermögenden Elternhauses ist. Natürlich dürfen Sie sich über alles, was Sie aufgebaut haben, freuen und auch stolz darauf sein. Doch oft fehlt die Demut, denn der eine oder andere vergisst vielleicht, dass seine Leistungen nur durch die geförderten Begabungen oder besondere finanzielle Starthilfen möglich waren. Es gibt deshalb keinen Grund, anderen, die keine so gute Ausgangsposition hatten, mit Überheblichkeit zu begegnen.

Water Violet ermöglicht besseren Kontakt mit anderen Menschen.

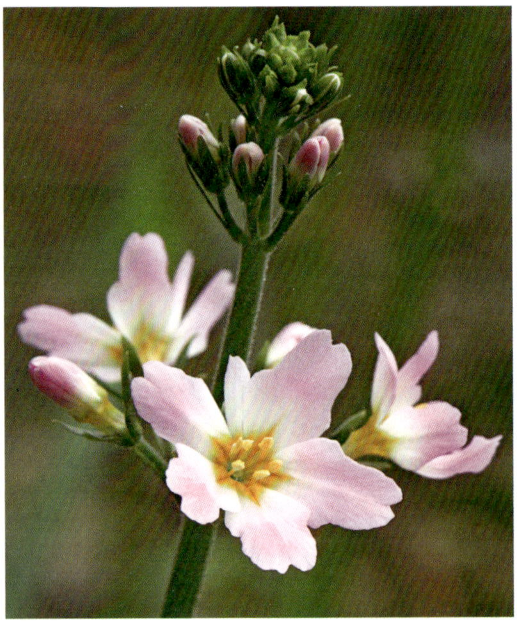

So kann sich Ihr Leben positiv verändern: Die Blütenessenz Water Violet kann Ihnen helfen, Ihren Stolz auf ein gesundes Maß zu reduzieren. Sie können lernen, Ihre Überlegenheitsgefühle abzubauen und Ihrem Schicksal gegenüber dankbar und demütig zu sein. Water Violet unterstützt Sie dabei, Ihre Reserviertheit aufzugeben. So können Sie besser auf andere zugehen und fühlen sich innerlich weniger isoliert.

Ergänzungsblüten (Seite 23): Beech, Impatiens, Vervain, Vine

White Chestnut – Rosskastanie

»Wo Klarheit herrscht, da ist auch Ruhe oder entsteht doch nach und nach von selbst.«

Wilhelm von Humboldt

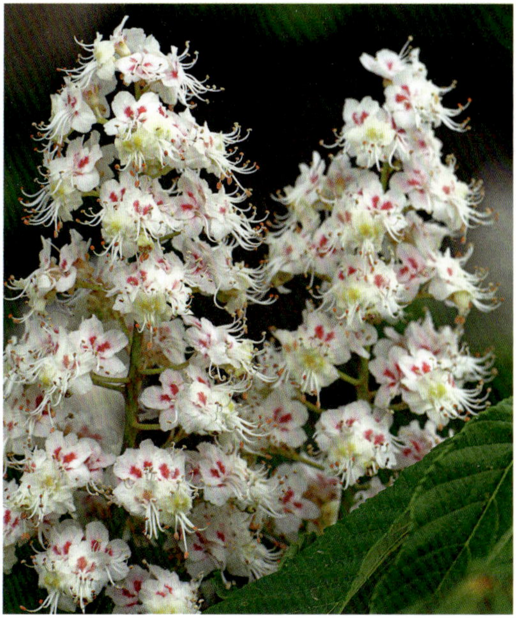

White Chestnut erleichtert das Abschalten von immer wiederkehrenden Gedanken.

Verhaltensmerkmale: Können Sie schwer einschlafen oder liegen Sie nachts wach, weil Sie immer über dasselbe Problem nachdenken? Kennen Sie den Zustand, wenn sich in Ihrem Kopf die Gedanken im Kreis bewegen wie in einem Karussell? Sind Sie unkonzentriert oder können schlecht zuhören, weil ein ständig wiederkehrender Gedanke Ihren Kopf blockiert?
Meistens startet das Gedankenkarussell durch Ereignisse, die mit Ängsten, Kummer oder Ärger verbunden sind. So kann uns nach einem Streit zum Beispiel immer wieder durch den Kopf gehen, was wir hätten sagen wollen. Vor Prüfungen oder wichtigen Entscheidungen fahren häufig Ängste im Kopf Karussell. Aber auch positive Ereignisse können den Gedankenkreisel in Bewegung setzen, zum Beispiel die Planung einer Geburtstagsfeier oder eine bevorstehende Reise. Solange unsere Gedanken so auf ein Thema fixiert sind, können wir an nichts anderes mehr denken, wir können uns nicht mehr konzentrieren, werden unaufmerksam. Auch unser Allgemeinbefinden kann leiden, weil wir oft unausgeschlafen sind, oder traurig und depressiv, besonders wenn uns negative Gedanken nicht mehr loslassen.
So kann sich Ihr Leben positiv verändern: Mithilfe der Blütenessenz White Chestnut können Sie das Gedankenkarussell stoppen. Sie stellen erleichtert fest, dass sich langsam Ruhe und Klarheit einstellen. Sie können sich wieder konzentrieren und nachts besser schlafen. Meist ist es sinnvoll, White Chestnut zu kombinieren, und zwar mit den Essenzen für die Gefühle, die den Gedankenkreisel ausgelöst haben, etwa Schuldgefühle, Ängste oder Eifersucht.
Ergänzungsblüten (Seite 23): Clematis, Holly, Honeysuckle, Mimulus, Pine, Rock Rose, Sweet Chestnut, Vervain, Willow

WHITE-CHESTNUT-TYP
»Ich kann störende Gedanken nicht loslassen.«

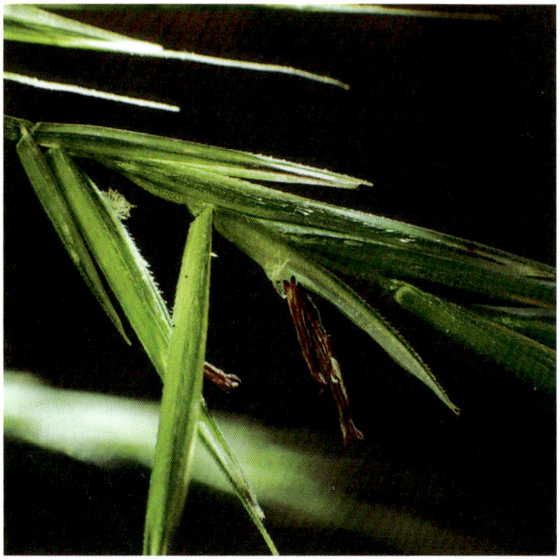

Wild Oat hilft, das Leben sinnvoll zu gestalten.

Wild Oat – Waldtrespe

»Wir verlangen, das Leben müsse einen Sinn haben, aber es hat nur ganz genau so viel Sinn, als wir selber ihm zu geben imstande sind.«

Hermann Hesse

Verhaltensmerkmale: Stehen Sie in Ihrem Leben an einem Wendepunkt und fragen sich, was Sie jetzt machen sollen? Werden Ihnen Menschen, Situationen oder Aufgaben schnell langweilig, obwohl Sie zunächst Feuer und Flamme dafür waren? Fangen Sie vieles an, zum Beispiel im Beruf, in der Freizeit, in Beziehungen, und halten dann nichts durch, weil Sie plötzlich unsicher sind, ob es überhaupt für Sie das Richtige ist? Fühlen Sie sich manchmal orientierungslos und wissen nicht so recht, was Sie mit Ihrem Leben eigentlich machen wollen? Fragen Sie sich häufiger nach dem Sinn in Ihrem Leben?

Dann gehören Sie wahrscheinlich zu den Menschen, die nicht so richtig wissen, wie es in ihrem Leben weitergehen soll. Irgendwie sind Sie ständig auf der Suche nach einer Aufgabe oder Beziehung, die Sie ausfüllen und Sie glücklich machen könnte. Sie haben schon vieles ausprobiert, aber immer wurden Sie letztlich unsicher, ob es überhaupt einen Sinn hat. Anders als der Scleranthus-Typ, der sich nicht zwischen zwei Alternativen entscheiden kann, haben Sie Schwierigkeiten, aus einer Vielzahl der Möglichkeiten das auszuwählen, was für Sie richtig und wichtig ist.

So kann sich Ihr Leben positiv verändern: Die Blütenessenz Wild Oat kann es Ihnen erleichtern, den Sinn in Ihrem Leben zu erkennen. Nehmen Sie sich einfach mal ein bisschen Zeit und horchen in sich hinein. Sie haben, wie alle Menschen, eine Instanz in sich, die genau weiß, was richtig und sinnvoll für Ihr Leben und Ihre persönliche Weiterentwicklung ist. Mit Wild Oat wird es Ihnen leichterfallen, die innere Stimme zu hören und sich zwischen den jeweils zur Verfügung stehenden Möglichkeiten zu entscheiden.

Ergänzungsblüte (Seite 23): Cerato

WILD-OAT-TYP

»Ich weiß oft nicht, was das Richtige für mich ist.«

Wild Rose – Heckenrose

»Wenn ich einen grünen Zweig im Herzen trage, wird sich ein Singvogel darauf niederlassen.«
Chinesisches Sprichwort

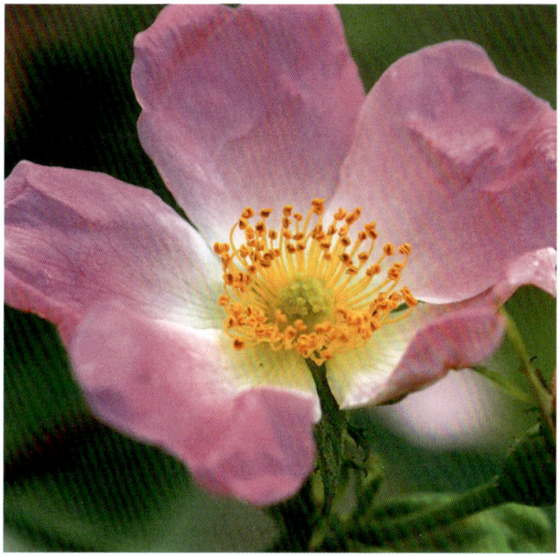

Wild Rose gibt Lebensmut und Lebensfreude.

Verhaltensmerkmale: Haben Sie oft das Gefühl, hinter einem Schleier zu leben, der weder Freude noch Trauer durchlässt? Neigen Sie zu der Einstellung, dass man an seiner Person, an seiner Krankheit und an seinem Schicksal sowieso nichts ändern kann, und unternehmen deshalb auch keinen Versuch, es anders zu gestalten? Sitzen Sie häufig einfach da und starren apathisch vor sich hin? Fühlen Sie sich in Ihrem Herzen oft freudlos, obwohl Sie häufig Anlass zur Freude haben, zum Beispiel, wenn es Ihnen und Ihrer Familie gut geht, Sie Schönes erlebt oder gesehen haben? Scheinen Sie im tiefsten Inneren an den Dingen des Lebens einfach unbeteiligt zu sein? Kennen Sie das Gefühl von »Es hat ja doch keinen Sinn«, verbunden mit Müdigkeit und Antriebsschwäche?
Dann sind Sie vermutlich einer der Menschen, die die Schwierigkeiten des Lebens eher resigniert hinnehmen. Diese Form von Schicksalsergebenheit wird manchmal verwechselt mit dem Gefühl, über allem zu stehen. Doch dazu fehlen die innere Freude und das Gefühl des Glücklichseins.
Manchen Menschen ist die tiefe Resignation ihrem Leben gegenüber gar nicht bewusst. Sie spüren unter Umständen nur eine innere Leere und einen Mangel an Lebensfreude, die sich unabhängig von äußeren Eindrücken wie ein roter Faden durch ihr Leben ziehen. Oder sie merken, dass sie eher antriebslos und apathisch die Vorgänge in ihrer Umgebung verfolgen. Häufig entsteht eine derartige Haltung, bei der die emotionalen Rollos zur äußeren Welt geschlossen zu sein scheinen, durch negative frühkindliche Erfahrungen oder lange Krankheit.

WILD-ROSE-TYP
»Mir ist alles egal.«

So kann sich Ihr Leben positiv verändern: Die Blütenessenz Wild Rose kann natürlich eine solche Prägung nicht von heute auf

TIPP
Manchmal sind Müdigkeit und Antriebsschwäche auch ein Hinweis auf eine depressive Verstimmung oder starken Eisenmangel.

morgen beseitigen. Wenn diese durch traumatische Erfahrungen bedingt ist, wird sogar eine psychotherapeutische Behandlung nötig sein. Wild Rose kann Sie jedoch darin unterstützen, vorsichtig die Rollos wieder hochzuziehen. Dazu ist erforderlich, dass Sie Ihren Zustand bewusst wahrnehmen und spüren lernen, dass Ihre damalige Notsituation, die zum »Dichtmachen« geführt hat, wahrscheinlich heute gar nicht mehr herrscht. In aktuellen Situationen, in denen das Gefühl der Resignation entsteht, zum Beispiel in Folge einer Krankheit oder anderer Schicksalsschläge, hilft Ihnen Wild Rose, Ihren apathischen Zustand zu überwinden. Sie werden erkennen, wie Sie aktiv Ihre gegenwärtige Situation verbessern können, anstatt sie wehrlos zu ertragen. Dann kann sich auch wieder Lebensfreude entwickeln.
Ergänzungsblüten (Seite 23): Gentian, Honeysuckle, Mustard, Star of Bethlehem

Willow – Weide

»Nicht was wir erleben, sondern wie wir empfinden, was wir erleben, macht unser Schicksal aus.« Marie von Ebner-Eschenbach

Verhaltensmerkmale: Haben Sie das Gefühl, dass Sie das Negative im Leben anziehen wie ein Magnet? Gehören Sie zu den Menschen, bei denen meistens etwas schiefgeht? Ihr Auto ist wahrscheinlich häufiger in der Werkstatt als andere Autos. Sie haben im Kino oder Theater bestimmt jemanden vor sich sitzen, der besonders groß ist. Die Liste ist leicht fortzusetzen mit Vorkommnissen, die beweisen, dass ausgerechnet wir auf der Schattenseite des Lebens stehen. Wir erwarten eigentlich gar nicht mehr, dass irgendetwas Positives geschieht, und rechnen nur noch mit Negativem. Wir merken uns, wenn wir bei der Abfertigung an der Mautstelle in der langsameren Autoschlange standen. Die anderen Male, die wir zügig abgefertigt wurden, sind schnell vergessen. Wir verlernen, die für uns positiven Situationen wahrzunehmen.

WILLOW-TYP
»Ich habe immer Pech.«

Damit befinden wir uns in einem Teufelskreis: Wenn wir unsere Umwelt negativ und verbittert betrachten, werden wir auch die dazu passenden Erfahrungen machen. Unsere negative Einstellung und Erwartungshaltung nehmen oft Einfluss auf das Verhalten anderer Menschen uns gegenüber. »Wie man in den Wald hineinruft, so schallt es heraus«, sagt der Volksmund. Wenn wir Menschen negativ oder misstrauisch begegnen, dann spürt unser Gegenüber das sehr genau. Entsprechend verkrampft und unfreundlich wird er vielleicht auf uns reagieren, und wir machen unsere nächste schlechte Erfahrung. Bei langer und schwerer Krankheit geraten wir leicht in den Zustand von Groll und Verbitterung. Bach vertrat die Auffassung, dass eine Krankheit kein Schicksalsschlag ist, sondern ein Signal und die Aufforderung, hinzuschauen, ob wir etwas in unserem Leben ändern können, damit es unserer Psyche besser geht.

Vielleicht fällt es Ihnen schwer, dies alles zu akzeptieren, und Sie haben genug Beispiele, die Ihnen beweisen, dass Sie wirklich meistens das Opfer widriger Umstände sind. Wir alle erleben täglich Dinge, die scheinbar schieflaufen. Entscheidend ist, wie wir darauf reagieren, ob wir versuchen, auch den positiven Aspekt einer solchen Situation zu sehen.

So kann sich Ihr Leben positiv verändern: Die Blütenessenz Willow kann Ihnen helfen, Ihre Verbitterung zu überwinden, Sie werden dann erkennen, wo Sie für Ihre Situation mitverantwortlich sind. Und Sie können lernen, die positiven Aspekte Ihrer Situation zu sehen und entsprechend anders zu handeln. Wenn zum Beispiel eine Veranstaltung abgesagt wird, auf die Sie sich seit langem freuten, haben Sie zwei Möglichkeiten, zu reagieren: »Typisch, immer wenn ich mal etwas unternehmen möchte, dann klappt es nicht!« oder »Schade, aber nun kann ich heute Abend endlich einmal die neue CD anhören«.

Ergänzungsblüten (Seite 23): Gentian, Gorse, Heather, Holly, Honeysuckle, Star of Bethlehem

Willow hilft, Verbitterungsgefühle zu überwinden.

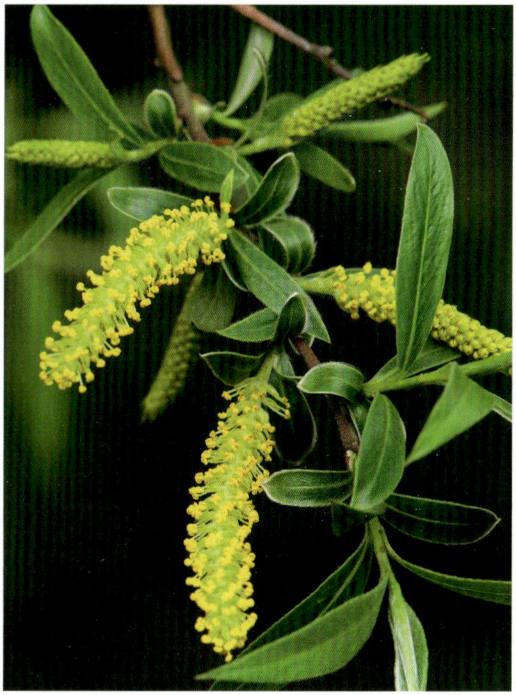

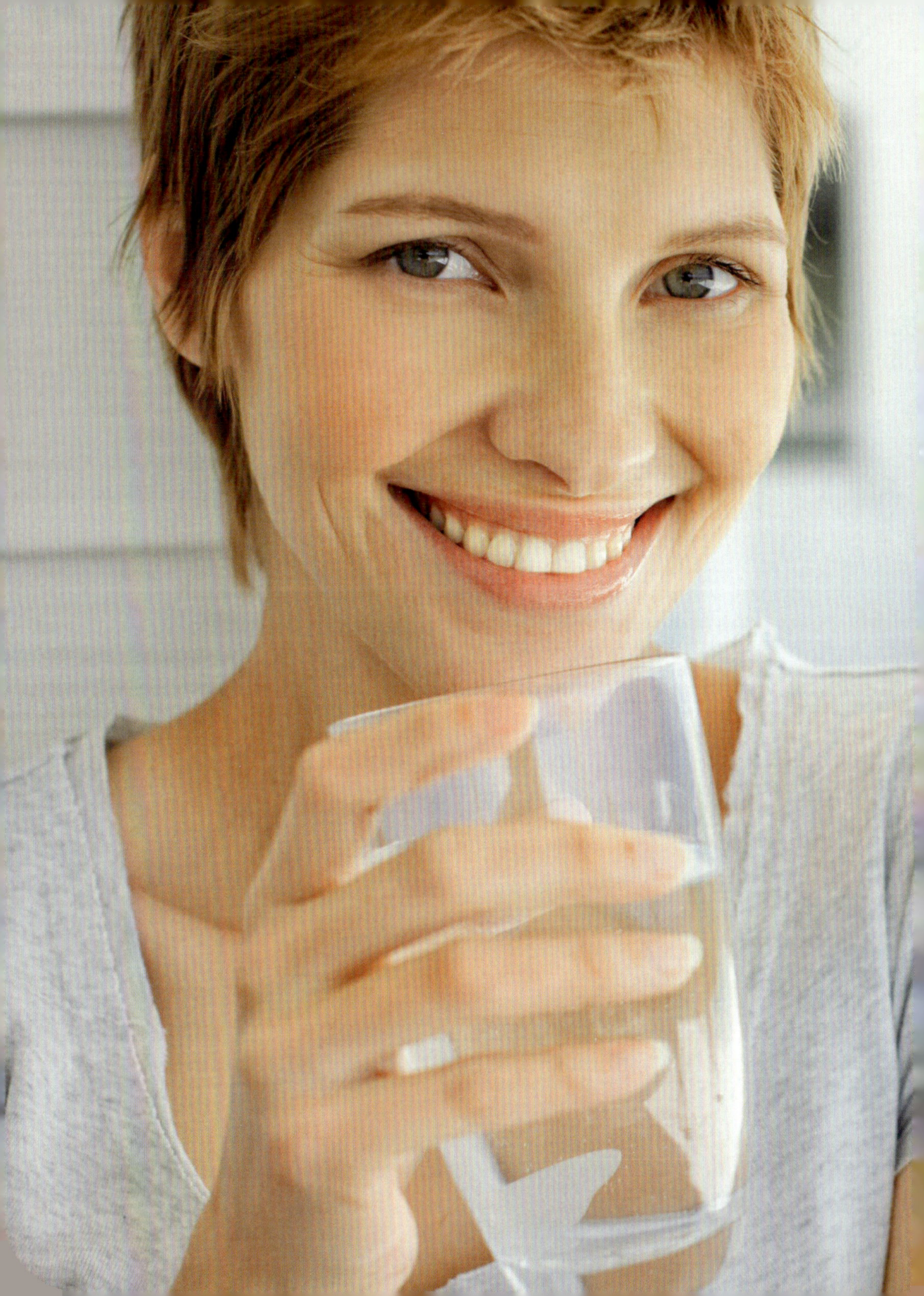

RICHTIG BEHANDELN

Hier erfahren Sie alles Wichtige zu Kauf, Zubereitung, Einnahme und Aufbewahrung der Blütenessenzen und lernen bewährte Mischungen für schwierige Situationen kennen.

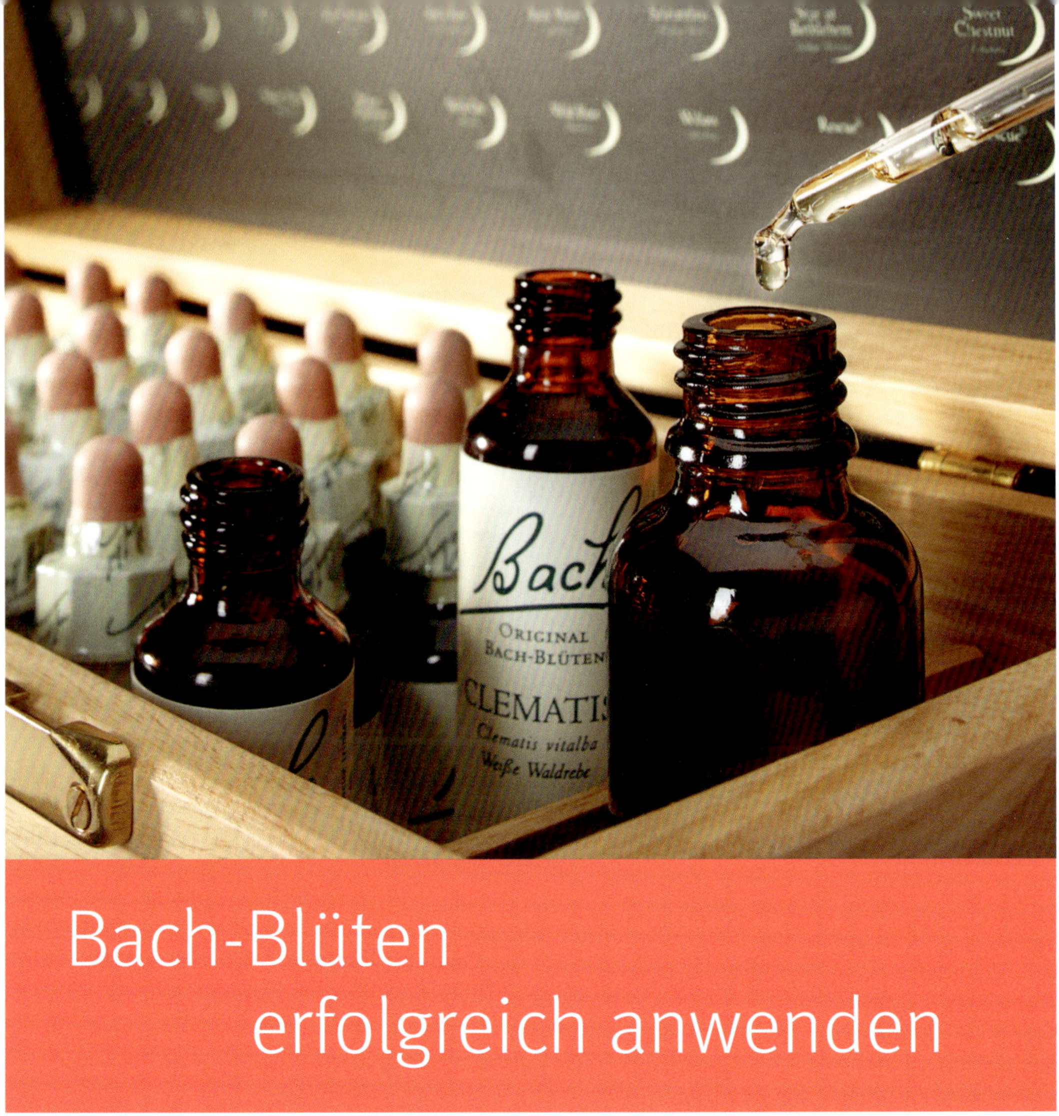

Bach-Blüten erfolgreich anwenden

In diesem Kapitel finden Sie alle Informationen, die Sie für eine erfolgreiche Selbstbehandlung mit Bach-Blütenessenzen brauchen. Der Text ist so gegliedert und aufgebaut, dass Sie alles Wesentliche – wie etwa die Dosierung – rasch nachschlagen können. Wegen der einfachen Anwendung und dem Fehlen jeglicher Nebenwirkungen sind Bach-Blüten besonders geeignet für eine Selbstbehandlung. Sie wird umso wirksamer sein, je ehrlicher Sie gegenüber Ihren negativen Gemütszuständen sein können.

Wann sind Bach-Blüten sinnvoll?

Mit Bach-Blüten können Sie in verschiedenen Situationen sich selbst, Ihre Kinder, aber auch Tiere und Pflanzen behandeln.

- **Notfälle und akute seelische Belastungen:** Bei Notfällen und seelischen Belastungen im Alltag, etwa bei Prüfungsängsten, Folgen eines seelischen Schocks durch Trennung oder Verlust, Flugangst oder den Folgen von Unfällen können Sie stets als Erstes die Notfalltropfen (siehe Seite 120) einsetzen und dann in Ruhe gegebenenfalls weitere Blütenessenzen auswählen.
- **Lang anhaltende Beschwerden:** Bei lang anhaltenden seelischen und körperlichen Beschwerden ist eine Selbstbehandlung grundsätzlich möglich, sie sollte jedoch gerade bei körperlichen Symptomen nur nach Absprache mit einem Behandler erfolgen. Die Bach-Blüten können helfen, die bei chronischen Beschwerden häufig auftretenden negativen Gemütszustände wie Mutlosigkeit, Verzweiflung oder Verbitterung zu überwinden und so Lebensmut und Optimismus zu stärken. Dadurch kann der Krankheitsverlauf günstig beeinflusst werden. Die Behandlung erfordert Erfahrung im Umgang mit den Bach-Blüten sowie Fingerspitzengefühl und eine gute Beobachtungsgabe.
- **Für die persönliche Weiterentwicklung:** Wenn wir störende Verhaltensweisen oder Charakterschwächen wie Intoleranz, Stolz, Neid, Aggression oder Minderwertigkeitsgefühle ablegen wollen, um zu innerer Ruhe und Zufriedenheit zu finden, können uns Bach-Blüten behilflich sein. Voraussetzung sind jedoch Selbsterkenntnis und die Fähigkeit, Schwächen einzugestehen.
- **Für Kinder und Säuglinge:** Kinder reagieren gut und schnell auf die Behandlung mit Bach-Blüten, zum Beispiel bei Schulschwierigkeiten, Eifersucht auf Geschwister, Heimweh oder Ängsten. In all diesen Situationen können Sie auch zunächst mit den Notfalltropfen (siehe Seite 120) Erste Hilfe leisten. Zur weiterführenden Behandlung finden Sie ausführliche Anleitungen im GU-Ratgeber »Bach-Blüten für Kinder« (siehe Seite 122).
- **Für Tiere und Pflanzen:** Ebenso positiv, also heilend, stärkend und beruhigend, wirken Bach-Blüten auf erkrankte und erschöpfte Tiere und Pflanzen.

TIPP

Bei chronischen seelischen oder körperlichen Beschwerden ist es besser, sich zu Beginn der Selbstbehandlung von einem erfahrenen Bach-Blüten-Therapeuten beraten zu lassen.

KEINE STÄNDIGE EINNAHME

Bach-Blüten brauchen nicht ständig eingenommen zu werden. Bei richtiger Auswahl bewirken sie innerhalb von Wochen eine positive Veränderung der Gemütssymptome oder Verhaltensweisen.

Der Behandlungsverlauf

Die Reaktionen bei der ersten Einnahme von Bach-Blüten sind individuell verschieden:

- Manchmal können Sie ein größeres Ruhe- oder Schlafbedürfnis beobachten, auch intensivere Träume stellen sich ein – Zeichen dafür, dass sich auf der seelischen Ebene etwas bewegt. Vielleicht fühlen Sie sich auch gleich oder nach Wochen positiver gestimmt, energiegeladener, seelisch stabiler und zufriedener.
- In seltenen Fällen kann es zu einer kurzfristigen Verschlimmerung des seelischen Zustands oder der körperlichen Symptome kommen. Setzen Sie dann bitte die Blütenessenzen ab, bis diese Heilreaktion verschwindet. Das geschieht erfahrungsgemäß innerhalb von Stunden oder Tagen. Anschließend beginnen Sie wieder mit der Einnahme, eventuell mit geringerer Tropfenzahl.

Dauer der Behandlung

- Bei akuten Zuständen sollten Sie Ihre Mischung 3 bis 4 Wochen lang einnehmen; das entspricht etwa einem 30-ml-Fläschchen. Im Allgemeinen bessert sich Ihr Befinden relativ schnell, schon nach Stunden oder Tagen. Sie können die Einnahme der Blütenmischung beenden, wenn Sie den Eindruck haben, wieder seelisch im Lot zu sein oder die Blüten nicht mehr zu brauchen. Sie können aber auch ein zweites Fläschchen mit Essenzen einnehmen, wenn sie Ihnen gut tun. Manchmal kann es einige Monate dauern, bis Sie wieder im inneren Gleichgewicht sind.
- Wenn Sie die Blütenessenzen für Ihre persönliche Weiterentwicklung oder bei lang anhaltenden Beschwerden anwenden, brauchen Sie mehr Geduld und die innere Bereitschaft, am Gesundungsprozess geistig aktiv mitzuarbeiten. Abhängig von der Schwere Ihres Falls sowie Alter und Persönlichkeitsstruktur kann es bis zu 1 Jahr dauern, bis die positive Veränderung wirklich stabil bleibt. Das heißt aber nicht, dass Sie so lange auf eine Wirkung warten müssen. Schon nach der ersten Mischung, also innerhalb der ersten 3 bis 4 Wochen, werden Sie sich besser fühlen. Vielleicht brauchen Sie jedoch danach eine andere Mischung, die zu dem durch die Einnahme veränderten Zustand besser passt.

Wechselwirkungen mit anderen Mitteln

Wechselwirkungen mit pflanzlichen, homöopathischen oder chemischen Medikamenten treten nicht auf. Eine Ausnahme bilden homöopathische Hochpotenzen nach Hahnemann, die auch auf die Psyche einwirken. Sie sollten deshalb im Allgemeinen nicht gleichzeitig mit Bach-Blüten eingenommen werden. Bitte fragen Sie Ihren Behandler. Patienten, die Psychopharmaka bekommen, können manchmal durch die Einnahme von Bach-Blüten vorsichtig und schrittweise, in Absprache mit dem Arzt, ihre Medikamente reduzieren. Nach längerem Gebrauch von Psychopharmaka zeigen die Bach-Blüten meist keine Wirkung.

Grenzen der Selbstbehandlung

- Schwere seelische Leiden wie Neurosen, Psychosen, endogene Depressionen und tief sitzende seelische Probleme und Konflikte eignen sich nicht zur Selbstbehandlung. In diesen Fällen müssen Sie sich einem erfahrenen Therapeuten anvertrauen.
- Gleiches gilt für schwere körperliche Erkrankungen, bei denen Sie die Bach-Blüten in Absprache mit dem Behandler unterstützend einsetzen können.
- Eine ganz andere Grenze der Selbstbehandlung ist häufig unsere Schwierigkeit, eigene Fehler und Schwächen erkennen und akzeptieren zu können. So fühlen wir uns etwa unglücklich und unverstanden, können aber nicht einsehen, dass wir durch unser Verhalten diesen Gemütszustand aufrechterhalten.

Wo gibt es Bach-Blütenessenzen?

Sie erhalten die Bach-Blütenessenzen rezeptfrei in den meisten Apotheken. Verkauft werden sie als Vorratsfläschchen (stock bottles), entweder einzeln oder als Set mit 38 Essenzen. Gebräuchlich ist der englische Name der Blüten. Achten Sie auf die Preise, da diese in den Apotheken oft unterschiedlich sind. Besonders günstig erhalten Sie die englischen Original Bach Blüten-Essenzen über zahlreiche Versandapotheken. Zu Beginn einer Behandlung ist es jedoch meist sinnvoller, die ausgewählten Blüten in der Apotheke mischen zu lassen.

TIPP

Leider stellen nicht alle Apotheken Bach-Blüten-Mischungen her. Deshalb spart es oft Zeit, wenn Sie sich zunächst per Telefon erkundigen, welche Apotheke dafür in Frage kommt.

TIPP
Erfahrungsgemäß kann man sich nach einiger Zeit meist nicht mehr erinnern, woraus eine Mischung besteht und wann man sie hergestellt hat. Beschriften Sie deshalb Ihre Fläschchen stets mit den Namen der einzelnen Blütenessenzen sowie dem Datum.

Zubereitung einer Mischung

Wenn Sie Ihre Mischung nicht in der Apotheke zubereiten lassen, sondern selbst herstellen wollen, brauchen Sie:

- die Konzentrate der von Ihnen ausgewählten Blüten (stock bottles, siehe »Wo gibt es Bach-Blütenessenzen?«, Seite 111),
- ein 20- oder 30-ml-Fläschchen mit Pipette als Einnahmeflasche,
- möglichst frisches (Leitungs-)Wasser ohne Kohlensäure (destilliertes oder demineralisiertes Wasser ist ungeeignet),
- zum Konservieren der Mischung entweder 45-prozentigen Alkohol oder stark alkoholhaltige Spirituosen wie Cognac, Obstler oder Brandy. Liköre sind nicht geeignet. Für Kinder und Menschen, die keinen Alkohol vertragen, wird Obstessig verwendet.

Verdünnen, Mischen und Konservieren

Zur regelmäßigen Einnahme werden die Konzentrate in der Einnahmeflasche verdünnt. Dazu geben Sie 1 Tropfen Konzentrat jeder Essenz auf 10 ml Lösung. Das bedeutet: Wenn Sie Ihre Mischung in einem 30-ml-Fläschchen zubereiten, kommen 3 Tropfen Konzentrat jeder Essenz in die Flasche. Wenn Sie sich zum Beispiel für 5 Blüten und ein 30-ml-Fläschchen entschieden haben, kommen 5 mal 3 Tropfen, also 15 Tropfen Essenz in das Fläschchen. Anschließend füllen Sie es zu drei Viertel mit Wasser und zu einem Viertel mit Ihrem Konservierungsmittel (siehe oben).

Aufbewahrung und Haltbarkeit

Die Vorratsfläschchen mit den Konzentraten sind nahezu unbegrenzt haltbar und sollten bei Zimmertemperatur lichtgeschützt aufbewahrt werden. Die Einnahmefläschchen mit Ihrer persönlichen Mischung halten sich 4 bis 5 Wochen. Sobald sich das Aussehen oder der Geschmack der Mischung verändert oder sich im Fläschchen Schlieren bilden, sollten Sie sie nicht weiter verwenden.

Einnahmevorschrift

- Die Standard-Dosierung Ihrer persönlichen Mischung ist 4-mal täglich 4 Tropfen, entweder direkt auf die Zunge oder von einem Plastiklöffel. Bei akutem Bedarf können Sie stündlich 4 Tropfen nehmen, bis Sie sich besser fühlen, unter Umständen 2 bis 3 Tage lang. Betrachten Sie diese Einnahmeanweisung als Anregung. Ausschlaggebend für die Dosierung bei der Selbstbehandlung ist letztlich Ihr Gefühl, das entscheidet, wie viele Tropfen Sie wie oft einnehmen. Eine Überdosierung ist aufgrund der Wirkungsweise der Blüten auszuschließen und wurde auch noch nie beobachtet.

> Nehmen Sie die Tropfen am besten morgens, mittags, nachmittags und abends. Behalten Sie sie zur vollen Entfaltung der Wirkung einen Augenblick im Mund. Die Einnahme empfiehlt sich nicht direkt vor oder nach dem Essen oder Zähneputzen.
> Wenn in akuten Situationen sehr schnell eine Wirkung eintreten soll, empfiehlt sich die sogenannte »Wasserglas-Methode«, dabei werden die Blütenessenzen in einem Wasserglas gemischt. Geben Sie dazu pro Blüte 2 bis 4 Tropfen Essenz auf ein zur Hälfte mit Wasser gefülltes Glas und trinken die Mischung über den Tag verteilt. Das können Sie wiederholen, bis eine Wirkung eintritt, möglichst nicht länger als 14 Tage.

NEBENWIRKUNGEN

Bisher wurden beim Einsatz von Bach-Blütenessenzen keine Nebenwirkungen beobachtet, weder im körperlichen noch im geistig-seelischen Bereich.

Keine Wirkung, was nun?

Wenn Sie Ihre Mischung etwa vier Wochen lang eingenommen haben und keine Wirkung spüren, kann dies unter anderem folgende Ursachen haben:

> Die Mischung passt nicht zu Ihnen. Überprüfen Sie Ihre Symptome und vergleichen Sie sie mit dem Symptomverzeichnis und den Blütenbeschreibungen, vielleicht haben Sie etwas übersehen.
> Sie erwarten zu viel und bemerken deshalb kleine Veränderungen nicht, die jedoch oft von Ihrer Umgebung wahrgenommen werden. Fragen Sie deshalb Ihren Partner oder Freunde, wie Sie in der letzten Zeit auf sie gewirkt haben. Häufig lautet die Antwort: Du warst ruhiger, fröhlicher, weniger hektisch usw. Dies bedeutet, dass die Bach-Blüten Sie wohl doch positiv verändert haben.
> Es fehlt im Unterbewusstsein die Bereitschaft zur Veränderung der Gemütssymptome oder Ihre Reaktionsfähigkeit ist durch Psychopharmaka blockiert. In solchen Fällen sollten Sie sich einem erfahrenen Behandler anvertrauen und die Bach-Blüten-Therapie nicht gleich als generell unwirksam abtun.

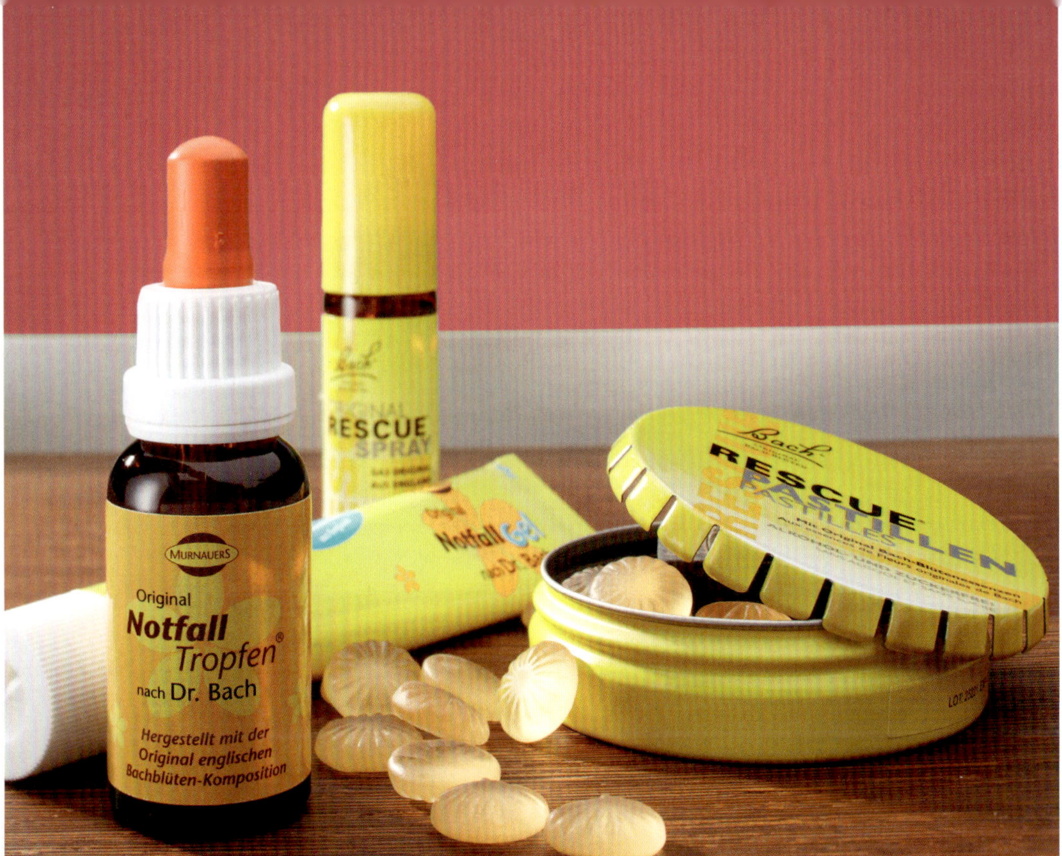

Bewährte Mischungen für schwierige Situationen

Grundsätzlich sollten Bach-Blüten individuell für jeden Patienten ausgewählt werden, passend zu seiner Situation und seinem Gemütszustand. Trotzdem stelle ich Ihnen einige Mischungen vor, die sich in meiner Praxis bewährt haben. Denn in schwierigen Situationen fällt es oft schwer, sich für die passenden Bach-Blüten zu entscheiden. Dann können die folgenden Mischungen als Anregung dienen und quasi Erste Hilfe leisten. Sie können die Mischungen jedoch auch nach Ihren Bedürfnissen verändern.

Burnout-Syndrom (Erschöpfungszustand)

Viele Menschen fühlen sich kraftlos und erschöpft, wie ausgebrannt. Dieser Zustand kann sowohl im beruflichen als auch im privaten Alltag durch Dauerstress und/oder Überarbeitung entstehen. Zu diesem Erschöpfungszustand kommt es, wenn wir unserem Körper nicht genügend Erholungsphasen gönnen, in denen wir Energie tanken können. Vergleichbar ist der Vorgang mit einem Auto, das nicht aufgetankt wird. Eines Tages ist auch der Reservetank leer. Mit der folgenden Bach-Blüten-Mischung können Sie etwas gegen das akute Erschöpfungsgefühl tun (siehe auch »Energieschaukel« Seite 88) und auch gegen die wichtigsten Verhaltensmuster, die zum Burnout führen. Die sind: nicht Nein sagen können, alles ganz perfekt und/oder alles allein machen zu wollen.

Bach-Blüten-Mischung beim Burnout-Syndrom

(Zubereitung und Einnahme siehe Seite 112)

- Centaury: zum besseren Neinsagenkönnen
- Elm: gegen momentane Überforderungsgefühle
- Gentian: die Dinge positiver sehen können
- Larch: für mehr Selbstvertrauen
- Mustard: gegen depressive Gefühle
- Oak: erleichtert es, fremde Hilfe anzunehmen
- Olive: stärkt erschöpften Körper und Geist
- Rock Water: gegen Perfektionismus

Psychische Probleme im Klimakterium

In den Wechseljahren beginnt eine hormonelle Umstellung, die tief in körperliche und psychische Abläufe eingreift. Als Folge davon kann es zu vielfältigen organischen Symptomen kommen, am häufigsten treten Hitzewallungen, Schweißausbrüche und Schlafstörungen auf. Genauso belastend sind psychische Symptome. Dazu gehören Angstzustände, Gefühle von Leere, Unzufriedenheit und depressive Verstimmungen. Auch Unruhe, Reizbarkeit und die Sorge, nichts mehr wert zu sein, gehören zu dem Beschwerdebild. Mit der folgenden Bach-Blüten-Mischung können Sie die seelischen Symptome wirksam behandeln.

GU-ERFOLGSTIPP

HILFE IN DEN WECHSELJAHREN

Zur Linderung von klimakterischen Beschwerden eignen sich vor allem pflanzliche Medikamente auf der Basis der Traubensilberkerze (Cimicifuga). Außerdem werden viele homöopathische Mischungen (Komplexmittel) angeboten, die unter anderem meistens Ignatia, Sepia oder Lachesis enthalten.

Bach-Blüten-Mischung im Klimakterium

(Zubereitung und Einnahme siehe Seite 112)

- Gentian: gegen Zweifel und negative Erwartungshaltung
- Larch: stärkt das angeschlagene Selbstwertgefühl
- Mimulus: lindert alle Arten von Ängsten
- Mustard: lindert depressive Verstimmungen
- Rock Rose: gegen Panikgefühle
- Walnut: unterstützt die Neuorientierung
- White Chestnut: gegen Gedankenzudrang bei Schlaflosigkeit

Raucherentwöhnung

Wenn Sie sich das Rauchen abgewöhnen wollen, können neben Akupunkturbehandlungen oder homöopathischen Mitteln auch Bach-Blüten eine wirksame Unterstützung sein. Voraussetzung für den Erfolg ist, dass Sie in Ihrem Inneren wirklich bereit sind, auf die scheinbar unentbehrlichen Zigaretten zu verzichten.

TIPP

Belohnen Sie sich für Ihren Verzicht: Geben Sie das Geld, das Sie früher für den Kauf von Zigaretten ausgegeben haben, in eine Sparbüchse. Daraus können Sie dann besondere Wünsche finanzieren, etwa ein exklusives Kleidungsstück oder ein Wellness-Wochenende.

Bach-Blüten-Mischung zur Raucherentwöhnung

(Zubereitung und Einnahme siehe Seite 112)

- Chestnut Bud: erleichtert es, auf die Zigarette zu verzichten
- Gentian: gibt die Zuversicht, es zu schaffen
- Holly: baut aggressive Gefühle ab
- Honeysuckle: zum Loslassen der alten Gewohnheit
- Impatiens: gegen die innere Unruhe
- Walnut: erleichtert den Neustart
- White Chestnut: hilft, nicht ständig ans Rauchen zu denken

Schlafstörungen

Wenn Sie plötzlich regelmäßig abends nicht einschlafen können oder jede Nacht wach liegen, dann sollten Sie möglichst schnell dafür sorgen, dass Sie wieder gut schlafen. Denn oft entwickelt sich daraus ein Teufelskreis: Die Angst, wieder wach zu liegen, führt zu Verspannungen und Panikgefühlen, die wiederum das Einschlafen oder Durchschlafen erst recht verhindern. Mit Bach-Blüten können Sie diesen Kreislauf durchbrechen. Es gelingt meistens. Manchmal kann auch Autogenes Training helfen oder die Entspannungsmethode nach Jacobson. Weitere Möglichkeiten zur Überwindung von Schlafstörungen sind pflanzliche Mischungen auf der Basis von Baldrian, Hopfen, Passionsblume und Melisse. Auch homöopathische Mittel sowie leichte Schlaftabletten können hilfreich sein, ebenso wie die Original Rescue® Night Produkte (siehe Seite 120).

Bach-Blüten-Mischung bei Schlafstörungen

(Zubereitung und Einnahme siehe Seite 112)

- Beech: hilft, die momentane Situation zu akzeptieren
- Gentian: baut die negative Erwartung »Ich kann jetzt wieder nicht schlafen« ab
- Honeysuckle: hilft beim Loslassen der negativen Erfahrung »Ich kann nicht schlafen«
- Impatiens: gegen innere Unruhe und Nervosität
- Rock Rose: gegen die panische Angst, wieder nicht schlafen zu können
- Sweet Chestnut: gegen Verzweiflungsgefühle
- White Chestnut: erleichtert das gedankliche Abschalten

Schlafstörungen können organische Ursachen haben, wie beispielsweise Herz- oder Kreislaufprobleme. Sie können aber auch ein Hinweis auf depressive Verstimmungen oder andere psychische Belastungen sein. Deshalb sollten Sie, wenn Sie mit Ihrer Selbstbehandlung innerhalb von zwei Wochen keinen Erfolg haben, auf jeden Fall zu einem Arzt oder Heilpraktiker gehen.

Ständige Sorge um die Kinder

Es gibt viele Gründe, warum wir uns um unsere Kinder sorgen: Welche Schule schafft mein Kind, was wird beruflich aus ihm, mit wem hat es Umgang, was macht es in seiner Freizeit und so weiter. Doch durch ständige Sorgen entsteht eine Atmosphäre von Misstrauen und Ängsten, die auch Ihr Kind belastet und damit häufig seine Fähigkeiten und sein Verhalten eher negativ beeinflusst. Besser ist es, Vertrauen aufzubauen und zusammen mit Ihrem Kind optimistisch in die Zukunft zu schauen. Die folgende Mischung kann Ihnen dabei helfen.

GU-ERFOLGSTIPP

ELEKTROSMOG

Wenn Sie nur zu Hause schlecht schlafen können, in anderen Betten aber kein Problem damit haben, dann besteht der Verdacht, dass Ihr Bettplatz durch Elektrosmog belastet ist. Klären Sie als Erstes mithilfe von Testinstituten (Internet) oder Verbraucherzentralen, ob Ihr schnurloses Telefon pulsierende Strahlung abgibt, auch wenn Sie nicht telefonieren.

Bach-Blüten-Mischung bei Sorge um die Kinder

(Zubereitung und Einnahme siehe Seite 112)

- Beech: hilft zu tolerieren, das mein Kind »so ...« ist
- Chicory: erleichtert das Loslassen des Kindes
- Elm: gegen das Gefühl, überfordert zu sein
- Gentian: baut negative Erwartungshaltungen ab
- Impatiens: für mehr Geduld
- Mimulus: gegen die Angst, dass etwas passiert
- Red Chestnut: nimmt die ständige Sorge um Angehörige

Bei Bedarf können Sie die Blüten der Mischung durch die folgenden ergänzen oder auch Blüten gegeneinander austauschen.

- Centaury: erleichtert konsequentes Verhalten
- Rock Rose: lindert Panikgefühle
- Sweet Chestnut: gegen Verzweiflungsgefühle
- White Chestnut: gegen das Gedankenkarussell

Verlust des Partners durch Trennung

Häufig erfolgen Trennungen nicht einvernehmlich, sondern ein Partner sagt etwa zum anderen plötzlich: »Ich werde dich verlassen.« Der von dieser Situation Überraschte fällt meist in eine schwere seelische Krise, mit Verzweiflungsgefühlen und Ängsten. Aber auch Wut, Minderwertigkeits- oder Schuldgefühle quälen den verlassenen Partner. Wenn Sie zu den Betroffenen gehören, dann können Ihnen die Original Rescue® Tropfen sowie die folgenden Bach-Blüten Erste Hilfe leisten. Wählen Sie aus den Blüten diejenigen aus, die am besten zu Ihrer augenblicklichen Verfassung passen. Zusätzlich sollten Sie sich jemanden suchen, der Sie trösten kann und Ihnen als Gesprächspartner hilft, die Trennungssituation zu verarbeiten. Meistens sind Außenstehende besser in der Lage, die vorliegende Situation zu beurteilen. Manchmal sind Trennungen jedoch auch eine große Chance. Der verlassene Partner kann sich nun Themen zuwenden, die bisher nicht möglich waren, etwa den Kontakt zu alten, vom Partner abgelehnten Freunden wieder aufnehmen, eine berufliche Veränderung anstreben oder ein zeitaufwendiges Hobby ausüben.

TIPP

Wenn Sie das »Trennungsopfer« sind, vermeiden Sie Anklagen und Wutausbrüche Ihrem Partner gegenüber. Versuchen Sie lieber in sachlichen Gesprächen – am besten im Beisein einer neutralen Person – die Gründe herauszufinden, die zur Trennung geführt haben.

Bach-Blüten-Mischung bei Trennungen

(Zubereitung und Einnahme siehe Seite 112)

- Beech: hilft, die momentane Situation zu akzeptieren
- Gorse: gegen das Gefühl von Hoffnungslosigkeit
- Holly: mindert Aggressivität und Wutgefühle
- Honeysuckle: erleichtert das Loslassen
- Larch: wirkt gegen das Gefühl, nichts mehr wert zu sein
- Mimulus: baut Zukunftsängste ab
- Mustard: bei depressiven Gefühlen
- Pine: relativiert Schuldgefühle
- Star of Bethlehem: wirkt als Seelentröster
- Sweet Chestnut: gegen die Verzweiflung
- White Chestnut: stoppt das ständige Fragen nach dem Warum
- Willow: gegen Verbitterungsgefühle

Versagensängste

Menschen mit Versagensängsten fürchten sich nicht nur vor Prüfungen, sondern auch vor Gesprächen mit dem Chef oder anderen für sie wichtigen Personen. Der Grund dafür ist meistens die Angst, Fehler zu machen oder den Anforderungen nicht genügen zu können. Beides deutet auf mangelndes Selbstvertrauen. Ursache dafür ist ein »Programm« in unserem Unterbewusstsein, das durch frühkindliche Verletzungen des Selbstwertgefühls entstanden ist. Die folgende Bach-Blüten-Mischung kann Sie unterstützen, ein besseres Selbstvertrauen aufzubauen.

Bach-Blüten-Mischung bei Versagensängsten

(Zubereitung und Einnahme siehe Seite 112)

- Larch: stärkt das Selbstvertrauen
- Gentian: gegen die negative Erwartungshaltung, zu versagen
- Honeysuckle: baut negative Erfahrungen ab
- Mimulus: macht Mut
- Rock Rose: gegen panische Ängste, etwas nicht zu können

Zusätzlich können Sie mithilfe von Autosuggestion Ihr Selbstvertrauen verbessern. Eine kurze Anleitung dafür finden Sie im Erfolgstipp »Selbstvertrauen stärken« auf Seite 82.

GU-ERFOLGSTIPP

PRÜFUNGSANGST

Bei Angst vor Prüfungen helfen die homöopatischen Globuli Argentum nitricum C 200. Sie erhalten sie in allen Apotheken. Lassen Sie am Vorabend 3 Kügelchen im Mund zergehen und Sie werden am nächsten Tag ruhig und gelassen in die Prüfung gehen.

Die Notfallapotheke

Notfalltropfen, -spray und -pastillen

Die Original Bach Rescue® Tropfen, auch Notfalltropfen genannt, sind eine Kombination von 5 Blütenessenzen, die Bach selbst zusammengestellt hat. Die Mischung enthält die Blüten Star of Bethlehem, Rock Rose, Impatiens, Cherry Plum und Clematis. Sie bekommen diese Notfalltropfen in den meisten Apotheken und im Versandhandel. Kaufen Sie die Tropfen nur im Originalfläschchen (stock bottle), das ist finanziell günstiger. Sie können die Tropfen verdünnt oder als Konzentrat einsetzen. Bisher gab es neben den Original Bach Rescue® Tropfen auch das Rescue® Spray, das man ebenfalls innerlich und äußerlich anwenden kann. Inzwischen gibt es zusätzlich Rescue® Night Tropfen und Rescue® Night Spray für einen besseren Schlaf sowie die alkoholfreien Rescue® Kid Tropfen und die laktosefreien Rescue® Pearls. Die beiden letzteren Produkte sind besonders für Kinder geeignet. Das gilt auch für die Rescue® Pastillen und den Rescue® Kaugummi, die aber weniger Rescue-Anteile enthalten und deshalb nicht so wirksam sind.

Wann werden Original Bach Rescue® Tropfen eingesetzt?

Die Notfalltropfen sind wie alle Bach-Blütenessenzen ohne Nebenwirkungen und können deshalb bedenkenlos – gleichsam als Erste Hilfe – in allen Situationen eingesetzt werden, in denen Sie oder Ihre Familie sich außergewöhnlich belastet fühlen. Dazu gehören der Gang zum Zahnarzt, das Warten auf einen ärztlichen Befund, eine bevorstehende Prüfung, Lampenfieber, Angst vorm Fliegen, unangenehme Nachrichten, Trennungen sowie der Verlust eines geliebten Menschen oder Tieres. Auch bei plötzlich auftretenden Schock- oder Stresszuständen leisten die Original Rescue® Tropfen wertvolle Unterstützung, da sie Angst- und Panikgefühle lindern und abbauen können. Außerdem sind sie eine wirksame Hilfe gegen den bei Fernreisen auftretenden Jetlag. Auch Kinder und Säuglinge reagieren gut auf Notfalltropfen, selbst bei Tieren zeigen sie Wirkung.

Innerliche Anwendung

- Im akuten Fall ist es am einfachsten, 4 Tropfen des Konzentrats unverdünnt direkt auf die Zunge zu geben oder vom Handrücken abzulecken. Entsprechend können Sie das Spray einsetzen, es genügen jeweils 3 bis 4 Sprühstöße. Sie können aber auch 6 Tropfen der Essenz aus dem Vorratsfläschchen in einem kleinen Glas (0,2 l) mit Wasser ohne Kohlensäure, Saft oder Tee verdünnen. Diese Lösung trinken Sie innerhalb von etwa

15 Minuten in kleinen Schlucken. Wenn Sie danach noch keine Wirkung spüren, können Sie auch ein zweites, unter Umständen ein drittes Glas zubereiten und über den Tag verteilt trinken. Sie können diese Behandlung bis zu 3 Tagen durchführen. Fühlen Sie sich trotz Notfalltropfen nach 3 Tagen noch nicht besser, sollten Sie auf eine Mischung umsteigen, die Ihren aktuellen Gemütssymptomen entspricht.

> Für Kinder und Säuglinge geben Sie 4 Tropfen des Konzentrats in ein 20-ml-Fläschchen mit Pipette, füllen es mit Wasser ohne Kohlensäure und träufeln von dieser Mischung in kurzen Abständen jeweils 4 Tropfen auf Lippen oder Zunge. Einfacher ist es, statt der Mischung Ihrem Kind jeweils 4 Tropfen von den alkoholfreien Rescue® Kid Tropfen zu geben oder es 5 Rescue® Pearls lutschen zu lassen. Bei Säuglingen massiert man die Rescue® Tropfen unverdünnt vorsichtig an den Schläfen ein.

> Auch bei äußeren Verletzungen, wie beispielsweise kleineren Schnittwunden oder leichten Verbrennungen, ist die Einnahme der Notfalltropfen eine Erste Hilfe. Ebenso wirksam sind sie bei Operationen und körperlichen Folgen von Unfällen wie Verstauchungen und Prellungen. Sie stabilisieren das emotionale Gleichgewicht, wirken oft schon nach Minuten und haben einen positiven Einfluss auf den Heilungsverlauf.

Äußerliche Anwendung

Bei Verspannungen, leichten Verbrennungen und Verletzungen sowie bei Hautproblemen können Sie Notfalltropfen auch äußerlich anwenden.

> Lösen Sie 8 Tropfen der Essenz aus dem Vorratsfläschchen in $^1/_2$ Liter Wasser auf und machen Sie damit Umschläge, Wickel oder Kompressen.

> Anstatt eines Umschlags können Sie einige Notfalltropfen auch unverdünnt auftragen oder die Verletzung mit ein paar Sprühstößen des Sprays behandeln.

Notfallsalbe

Das Dr. Bach-Center in England stellt auf biologischer Basis aus den Original Rescue® Tropfen eine Salbe her. Sie erhalten diese Salbe als Original Bach Rescue® Creme von der Firma Nelson in den meisten Apotheken oder im Versandhandel. Die Salbe beschleunigt den Heilungsprozess bei kleineren Schnittverletzungen, leichteren Verbrennungen, Sonnenbrand, Verstauchungen und Prellungen. Auch bei Insektenstichen und Pickeln können Sie die Notfallsalbe mit Erfolg anwenden.

Bücher, die weiterhelfen

Bach, Edward:
Blumen, die durch die Seele heilen
Ullstein Verlag

Bach, Edward:
Gesammelte Werke
Aquamarin Verlag

Blome, Götz:
Das neue Bach-Blüten-Buch
Verlag VAK

Carnegie, Dale:
Sorge dich nicht – lebe!
Fischer Verlag

Fensterheim, Herbert / Baer, Jean:
Sag nicht Ja, wenn du Nein sagen willst
Goldmann Sachbuch

Lazarus, Arnold A. und Clifford N.:
Der kleine Taschen-Therapeut. In 60 Sekunden wieder o.k.
Klett-Cotta Verlag

Riemann, Fritz:
Grundformen der Angst
Ernst Reinhardt Verlag

Scheffer, Mechthild:
Die Original Bach-Blüten Therapie
Hugendubel Verlag

Scheffer, Mechthild:
Die Original Bach-Blüten: Finden, bestimmen, anwenden
Kosmos Verlag

BÜCHER AUS DEM GRÄFE UND UNZER VERLAG, MÜNCHEN

Bannasch, Lutz / Junginger, Beate:
Die Körper-Geist-Seele-Formel

Engelbrecht, Sigrid:
Lass dich nicht vereinnahmen

Engelbrecht, Sigrid:
Lass los, was deinem Glück im Weg steht

Hansen, Aruna M. / Jänicke, Christof / Grünwald, Jörg:
Quickfinder Bach-Blüten

Heepen, Günther H.:
Schüßler-Salze für die Seele

Kraske, Eva-Maria:
Säure-Basen-Balance für Körper & Seele

Mann, Karl / Langen, Dietrich:
Autogenes Training

Pohle, Rita:
Lass los, was deine Seele belastet

Schmidt, Sigrid:
Bach-Blüten für Kinder

Schmidt, Sigrid:
GU-Kompass Bach-Blüten

Trökes, Anna:
Yoga zum Entspannen

Wiesenauer, Markus / Kerckhoff, Annette:
Homöopathie für die Seele

Adressen, die weiterhelfen

Bach-Blüten-Therapeuten sind nicht in Verbänden oder Vereinen organisiert. Bei den nachfolgenden Verbänden von Naturheilärzten und Heilpraktikern erhalten Sie jedoch Adressen von Therapeuten in Ihrer Nähe, die sich auf Bach-Blüten spezialisiert haben.

Zentralverband Ärzte für Naturheilverfahren

Am Promenadeplatz 1
72250 Freudenstadt
www.zaen.org
Hier können Sie sich über Naturheilverfahren und Komplementärmedizin informieren.

Fachverband Deutscher Heilpraktiker e. V.

Maarweg 10
53123 Bonn
www.heilpraktiker.org

Freie Heilpraktiker e. V.

Bundeszentrale
Benrather Schlossallee 49–53
40597 Düsseldorf
www.freieheilpraktiker.com

Freier Verband Deutscher Heilpraktiker e. V.

Weseler Str. 19–21
48151 Münster
www.fvdh.de

Union Deutscher Heilpraktiker

Waldstr. 21
61137 Schöneck
www.udh-bundesverband.de

Verband Deutscher Heilpraktiker e. V.

Ernst-Grote-Str. 13
30916 Isernhagen
www.heilpraktiker-vdh.de

Naturärzte-Vereinigung der Schweiz – NVS

Schützenstr. 42
CH–9100 Herisau
www.naturaerzte.ch

www.aerzte-austria.at/alternativen/bachblueten

In Österreich gibt es keine Heilpraktiker und keinen Zentralverband der Ärzte für Naturheilkunde. Unter dieser Internet-Adresse finden Sie jedoch Bach-Blüten-Therapeuten.

Homöopathie-Versand Gisela Holle

Am Forst 2
82166 Gräfelfing
www.homoeopathie-versand.de
Hier erhalten Sie Taschen zur Aufbewahrung der Vorratsfläschchen.

Sachregister

Impressum

Erweiterte und aktualisierte Neuausgabe von *Bach-Blüten für innere Harmonie*, GRÄFE UND UNZER VERLAG GmbH 2005, ISBN 978-3-7742-6427-4

Projektleitung: Barbara Fellenberg

Lektorat: Gertrud Köhn

Bildredaktion: Jennifer Breuer

Layout: independent Medien-Design, Horst Moser, München

Herstellung: Christine Mahnecke

Satz: Gertrud Köhn

Reproduktion: Repro Ludwig, Zell am See

Druck: Firmengruppe APPL, aprinta druck, Wemding

Bindung: Firmengruppe APPL, sellier druck, Freising

ISBN 978-3-8338-1948-3

1. Auflage 2011

GRÄFE UND UNZER

Ein Unternehmen der
GANSKE VERLAGSGRUPPE

Bildnachweis

Alamy: S. 2, 54/55, 58, 63, 73, 75, 77, 78, 79, 81, 83, 84, 87, 91, 92, 105; Beat Ernst: S. 60, 89, 96, 99; emotive images: S. 3 li., 56; Fotofinder: S. 64, 90, 94; GU/Marcel Weber: 108, 114, U4 li.; Interfoto: S. 12; Jump: U2/S. 1, 3 re., 6/7, 16; Lavendel: S. 59, 66, 72, 93, 95, 97, 101, 102, 103; Mauritius: S. 65, 67, 69, 71, 76, 85, 86, 100; Plainpicture: 106/107, U4 re.; Stockfood: S. 8; TV-Yesterday: Cover

Syndication: www.jalag-syndication.de

Umwelthinweis

Dieses Buch ist auf PEFC-zertifiziertem Papier aus nachhaltiger Waldwirtschaft gedruckt.

Wichtiger Hinweis

Die Gedanken, Methoden und Anregungen in diesem Buch stellen die Meinung bzw. Erfahrung der Verfasserin dar. Sie wurden von der Autorin nach bestem Wissen erstellt und mit größtmöglicher Sorgfalt geprüft. Sie bieten jedoch keinen Ersatz für persönlichen kompetenten medizinischen Rat. Jede Leserin, jeder Leser ist für das eigene Tun und Lassen auch weiterhin selbst verantwortlich. Weder Autorin noch Verlag können für eventuelle Nachteile oder Schäden, die aus den im Buch gegebenen praktischen Hinweisen resultieren, eine Haftung übernehmen.

Die GU-Homepage finden Sie im Internet unter www.gu.de

Unsere Garantie

Mit dem Kauf dieses Buches haben Sie sich für ein Qualitätsprodukt entschieden. Wir haben alle Informationen in diesem Ratgeber sorgfältig und gewissenhaft geprüft. Sollte Ihnen dennoch ein Fehler auffallen, bitten wir Sie, uns das Buch mit dem entsprechenden Hinweis zurückzusenden. Gerne tauschen wir Ihnen den GU-Ratgeber gegen einen anderen zum gleichen oder zu einem ähnlichen Thema um.

GRÄFE UND UNZER

Ein Unternehmen der
GANSKE VERLAGSGRUPPE

Liebe Leserin und lieber Leser,

wir freuen uns, dass Sie sich für ein GU-Buch entschieden haben. Mit Ihrem Kauf setzen Sie auf die Qualität, Kompetenz und Aktualität unserer Ratgeber. Dafür sagen wir Danke!
Wir wollen als führender Ratgeberverlag noch besser werden. Daher ist uns Ihre Meinung wichtig. Bitte senden Sie uns Ihre Anregungen, Ihre Kritik oder Ihr Lob zu unseren Büchern. Haben Sie Fragen oder benötigen Sie weiteren Rat zum Thema? Wir freuen uns auf Ihre Nachricht!

GRÄFE UND UNZER VERLAG
Leserservice
Postfach 86 03 13
81630 München

Wir sind für Sie da!
Montag–Donnerstag: 8.00–18.00 Uhr
Freitag: 8.00–16.00 Uhr
Tel.: 0180 - 500 50 54*
Fax: 0180 - 501 20 54*
E-Mail: leserservice@graefe-und-unzer.de

*(0,14 €/Min. aus dem deutschen Festnetz, Mobilfunkpreise maximal 0,42 €/Min.)

Neugierig auf GU? Jetzt das GU Kundenmagazin und die GU Newsletter abonnieren.

Wollen Sie noch mehr Aktuelles von GU erfahren, dann abonnieren Sie unser kostenloses GU Magazin und/oder unseren kostenlosen GU-Online-Newsletter. Hier ganz einfach anmelden:
www.gu.de/anmeldung